ひと目でわかる!

すぐ効くツボ便利帳

斎藤充博 著

永岡書店

はじめに

「なんでこんなに自分の身体は調子が悪いんだろう」

「もっと身体の調子をよくしたい」

そんなふうに思って、この本を手に取った方も多いのではないでしょうか。


人間の身体はいつもどこかにわずかな不調を抱えています。完全に不調のない状態というのは、あり得ません。そのわずかな不調が大きくなっていったときに、初めて自分で感じられる違和感になり、「身体の調子をよくしたい」と思うようになります。つまり、あなたがいま感じている不調は、自分が気づくよりも、ずっと前から身体の中にたしかに存在していたものなのです。

不調を感じるのはつらいことですが、「気づくことができた」というのは身体にとって大きな進歩といえます。さらに具体的に「ツボを試してみよう」という行動に出ている時点で、すでにあなたは身体を癒やす方向に向かっています。

この本は東洋医学の知見と私の臨床の経験により、さまざまなツボの効果を手短にわかりやすく解説しています。

まずはあなたが気になっている症状のページを読んでみて、ツボを試してみましょう。そして、次にパラパラと本をめくってみてください。「気にしていなかったけど、この症状は私にもあてはまるかも」と思えるような項目があるかもしれません。それが自分自身の新たな不調に気づくきっかけになるでしょう。

いつでもあなたの手元に置いて、ふと気になったときにいつでも見てください。きっと役に立つはずです。

斎藤充博

目次

はじめに …… 2
東洋医学とツボの基本 …… 8
今すぐあなたを助けてくれる3つのツボ …… 12
本書の使い方 …… 14

第1章 日頃の疲れがスッキリするツボ

全身がだるい …… 16
朝が弱い …… 18
肩のこり …… 20
スマホ疲れ …… 22
背中の疲れ …… 24
脚の立ち疲れ …… 26
脚の歩き疲れ …… 28
頭の疲れ …… 30
目の疲れ・ドライアイ …… 32
胃の疲れ …… 34
急な眠気 …… 36
COLUMN 1 ツボを刺激するのに便利なもの …… 38

第2章 急におそってくる身体の不調を改善するツボ

偏頭痛 …… 40
緊張型頭痛 …… 42
腹痛 …… 44
胃痛 …… 46

急な下痢……48
食欲不振……50
歯の痛み……52
ぎっくり腰……54
寝違え……56
風邪の引き始め……58
咳が出る……60
鼻づまり……62
鼻水が止まらない……64
耳鳴り……66
自律神経の乱れ……68
めまい……70
口内炎……72
乗り物酔い……74
二日酔い……76
鼻血……78
痔……80
夏バテ……82
こむら返り……84
COLUMN 2 ツボでなぜ痛みがやわらぐのか……86

第3章 さまざまな悩みを消してくれるツボ

女性特有の悩み
生理痛……88
生理不順……90
PMS（月経前症候群）……92

男性特有の悩み
勃起不全（ED）……94

加齢による悩み

更年期症状……96
尿漏れ……98
指の痛み……100
ひざの痛み……102
坐骨神経痛……104
高血圧……106
物忘れ……108
耳の不調……110
頻尿……112
白髪……114
薄毛……116

美容

リフトアップ……118
小顔……120
ほうれい線……122
眉間のシワ……124
肌の不調……126
爪をキレイにする……128

ダイエット

下半身太り……130
むくみ……132
食欲コントロール……134
ドカ食い……136
COLUMN 3 大切な人をケアするかんたんな方法……138

第4章 突然やってくる心の悩みを改善するツボ

やる気が出ない……140

集中力低下 …… 142
イライラ …… 144
パニック …… 146
ストレス …… 148
緊張する …… 150
不安になる …… 152
息苦しい …… 154
悲しみにおそわれる …… 156
気持ちが沈む …… 158
COLUMN 4 ストレッチをしよう …… 160

第5章 困った身体の不調に効果のあるツボ

冷え性 …… 162
汗っかき …… 164
便秘 …… 166
低血圧 …… 168
のぼせやすい …… 170
不眠 …… 172
眠りが浅い …… 174
いびき …… 176
あごの痛み …… 178
猫背 …… 180
慢性的な腰痛 …… 182
股関節の痛み …… 184
抜け毛・円形脱毛症 …… 186

症状別の索引 …… 188
おわりに …… 190

東洋医学とツボの基本

東洋医学ってどんなもの？

　みなさんは、身体の調子が悪いときにどう対処していますか？　まず思いつくのが病院に行くことでしょう。しかし、いつでも病院に行けるわけではありませんし、病院に行ってもよくならないこともありますよね。

　そんなときに役立つのが東洋医学です。東洋医学は3000年以上前に中国でおこった医学をもとに発達して、人々の身体を癒やしてきました。

　東洋医学の大きな特徴は現代の医学と根本的な考え方が違うところにあります。**中国の思想である「陰陽論《いんようろん》」や「五《ご》行説《ぎょうせつ》」などが大いに関係してくる**のです。

　なかなか聞き慣れない言葉なので、東洋医学を「ちょっとあやしいもの」と考える人もいるかもしれません。ただ、東洋医学は近年の科学の力によって、そのメカニズムが少しずつ明らかになってきています。さらにツボはWHO（世界保健機関）により標準化されました。

　決しておまじないや迷信などではありません。

五臓六腑《ごぞうろっぷ》とは

東洋医学には「五臓六腑」という考え方があります。**五臓とは「肝《かん》・心《しん》・脾《ひ》・肺《はい》・腎《じん》」**、**六腑とは「胆《たん》・小腸《しょうちょう》・胃《い》・大腸《だいちょう》・膀胱《ぼうこう》・三焦《さんしょう》」**のこと。注意したいのは、これらは西洋医学の内臓と異なる概念であることです。つまり、東洋医学の「肺」と西洋医学の「肺」は、違うものを指しています。ちなみに、東洋医学における「肺」とは呼吸によって清気を取り込み、津液《しんえき》（体内の水分）を管理するものです。本書は基本的にこの考え方に基づいて書いています。

五臓六腑と陰陽五行説

東洋医学の根幹を成すものに「陰陽論」と「五行説」があります。

陰陽論とは、この世界のあらゆるものを陰と陽の2つに分けるという考え方です。五行説とは、ありとあらゆるものを自然界の五元素「木火土金水」にあてはめるという考え方です。この五行思想は、人の身体（五臓六腑）はもちろん、季節、色、方角、味など、すべてのことにあてはめられます。

五臓六腑は陰陽論により陰と陽に分かれ、さらに五行説における「木火土金水」の属性が割りあてられています。ただし実体のない腑である「三焦」には五行の属性がありません。

		木	火	土	金	水	
陰	五臓	肝	心	脾	肺	腎	
陽	六腑	胆	小腸	胃	大腸	膀胱	三焦

ツボと経絡《けいらく》はどんな関係？

体表には361もの「ツボ」があります。実はツボの多くは単独で存在しているわけではなく「経絡」という線でつながっています。そして**経絡の多くは先ほどの「五臓六腑」のどこかに属しています。**

例えば手にある魚際《ぎょさい》というツボは「手の太陰《たいいん》肺経《はいけい》」という経絡の上に存在しています。この経絡が属しているのは肺です。肺の不調は肺経のどこかに出やすくなり、また肺経のツボを押すと肺の調子がよくなるとされています。

手の太陰肺経経絡とツボ

手の太陰肺経は鎖骨付近にある「中府」から始まり、親指にある「少商」に流入します。
このような経絡が身体に合計 14 本あります。

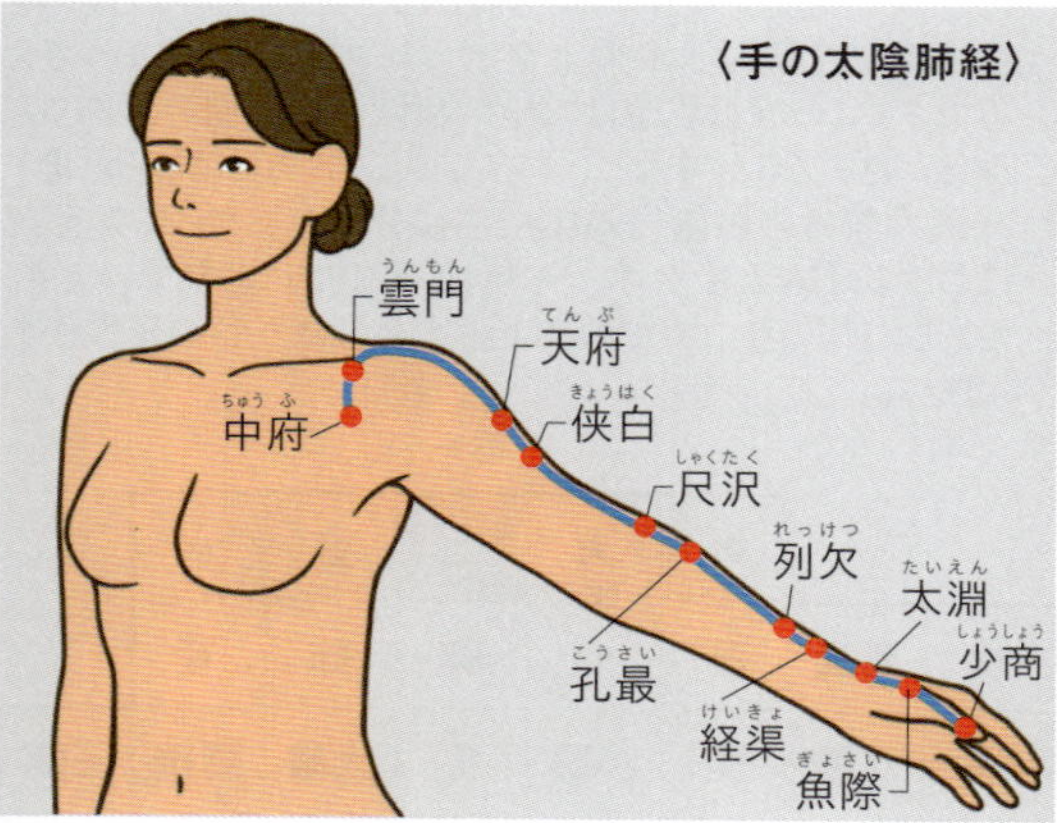

ツボ押しは身体との対話

ツボ押し自体は難しいものではありません。下記の「ツボを押すコツ」を参考に気楽な気持ちで押してください。また、本書にはツボの押し方が書いてあります。**「長め」は20～30秒程度。「強めに」は身体の中心に少し押し込むイメージ。「やさしく」はツボの感触を確かめながら**押してみてください。

ただ、こうしたものはすべて目安なので、自分の感覚に従って自由に調節してください。それも身体との対話の一部だからです。

ツボを押すコツ

1. 不調が気になったら押す
2. 細かい位置を気にする必要はない
3. 強い刺激を求めすぎないようにする
4. ツボとその周辺を押す
5. 押して改善しなかったり、様子がおかしかったら、医療機関への受診を検討する

BEST 3

今すぐあなたを助けてくれる3つのツボ

突然やってくる不調に効果のあるツボです。
お守りツボとして活用してください

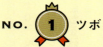

NO. 1 ツボ

合谷《ごうこく》

数え切れないほどの効果がある最強の万能ツボ

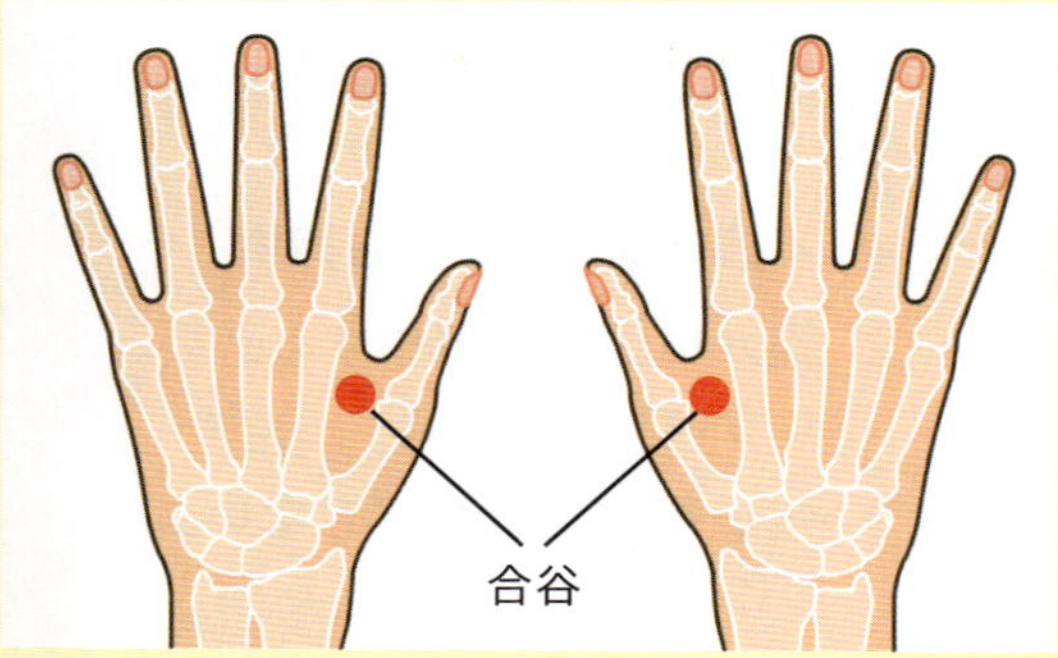

効果

頭痛、腹痛、歯痛、花粉症、口内炎、高血圧、肌の不調、肩こりなど

位置 親指と人差し指のつけ根の間のやわらかいところ

押し方： 親指と人差し指ではさんで長めに押す

回　数： 20〜30秒×3回ほど

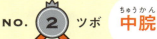

NO. 2 ツボ 中脘《ちゅうかん》

身体の調子が悪いときはおなかを押す

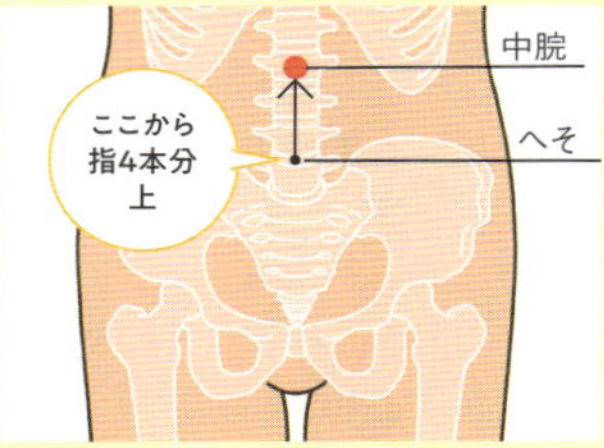

効果

全身のだるさ、ストレス、胃の疲れ、食欲不振、不眠、夏バテ、頭痛 など

位置　へそから指4本分上のところ

押し方：仰向けになって薬指と中指でやさしく押す
回　数：5秒×3〜5回

NO. 3 ツボ 労宮《ろうきゅう》

心が疲れているときは手のひらの真ん中が効く

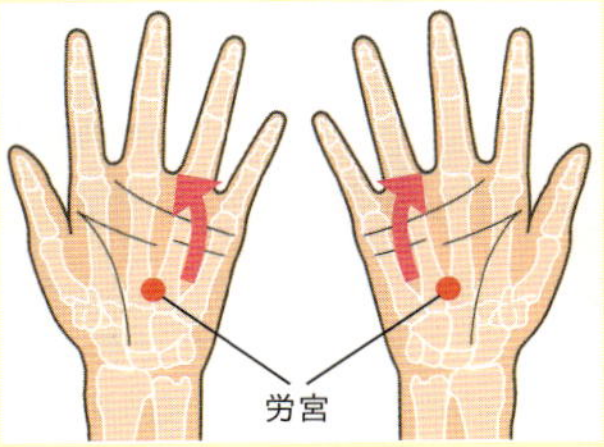

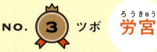

効果

緊張、ストレス、食欲不振、自律神経の乱れ、イライラ など

位置　中指と薬指の間、手のひらの真ん中のくぼんでいるところ

押し方：親指で、手首のほうから指先に向かってやや強めに押す
回　数：5秒×3〜5回

本書の使い方

本書では東洋医学の考え方に基づき、症状別に効果のあるといわれるツボを紹介しています。ツボの位置をイラストで示していますが、「押しているときの気持ちよさ」という自分の感覚も大事にして、押してみてください。

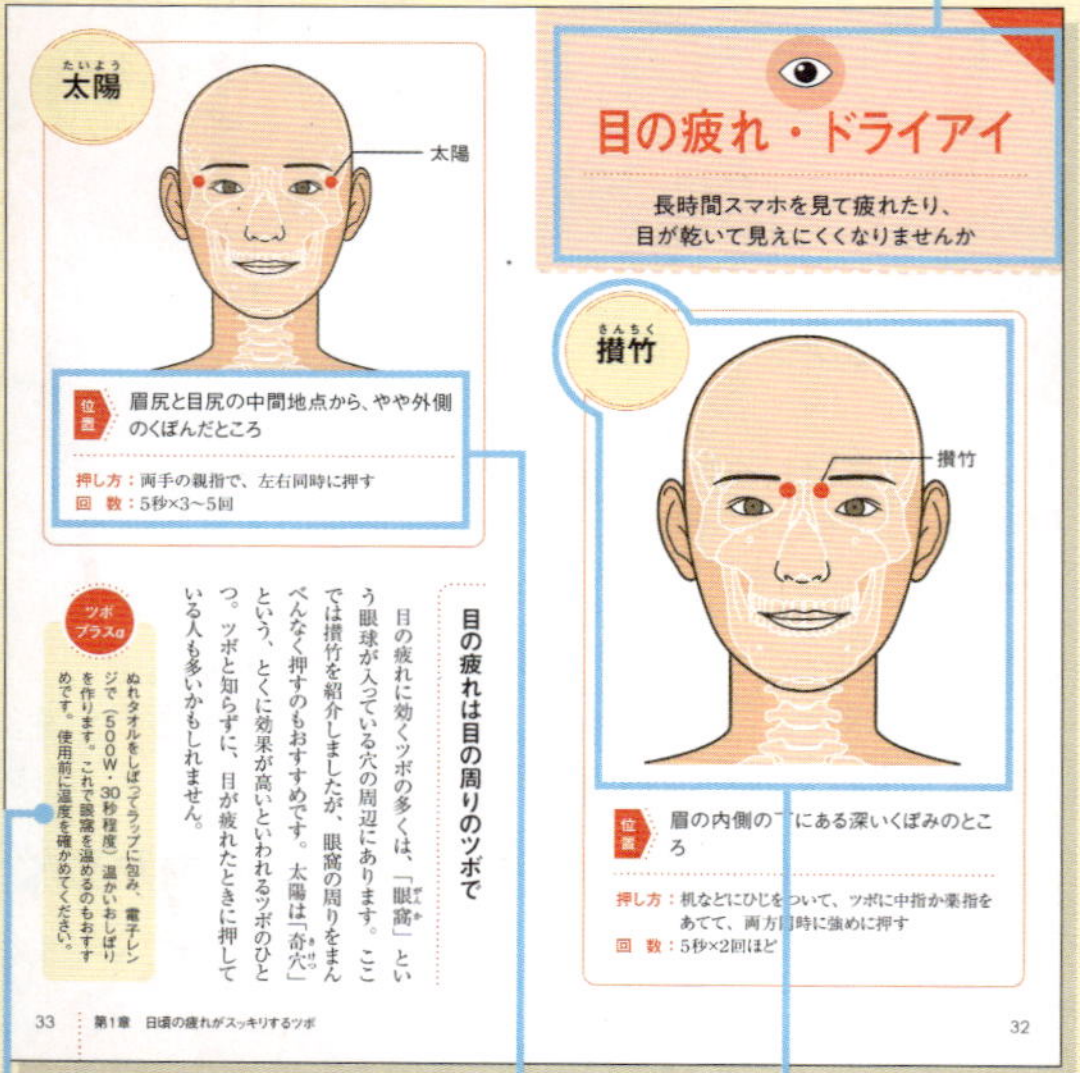

症状

気になる症状や不調について。

位置・押し方・回数

ツボのある位置と、押し方のコツ、回数の目安です。

ツボプラスα

プラスαの役立つ情報です。

ツボ

症状や不調に効果のあるツボです。ツボは身体の中心にあるものをのぞき、すべて左右対称の位置にあります。左右どちらも押しましょう。

★効果には個人差があります。必ずしも症状が改善するとは限りません。ツボを押した際に身体に違和感が生じたり、症状がひどくなった場合には、すみやかに中止して、医療機関に相談することをおすすめします。

★ツボの位置は「臨床経穴ポケットガイド 361 穴」を参考にし、一部は初心者向けにわかりやすくアレンジしています。また、ツボの位置には諸説あります。

第1章

日頃の疲れがスッキリするツボ

朝起きたときに感じる倦怠感や不調……。日々の疲れが身体に蓄積しているのかもしれません。この章では、そんな身体の疲れをスッキリさせてくれるツボを紹介します。

全身がだるい

疲れがとれない、気分が乗らない。
元気が出ないときはおなかのツボが効果的

中脘《ちゅうかん》

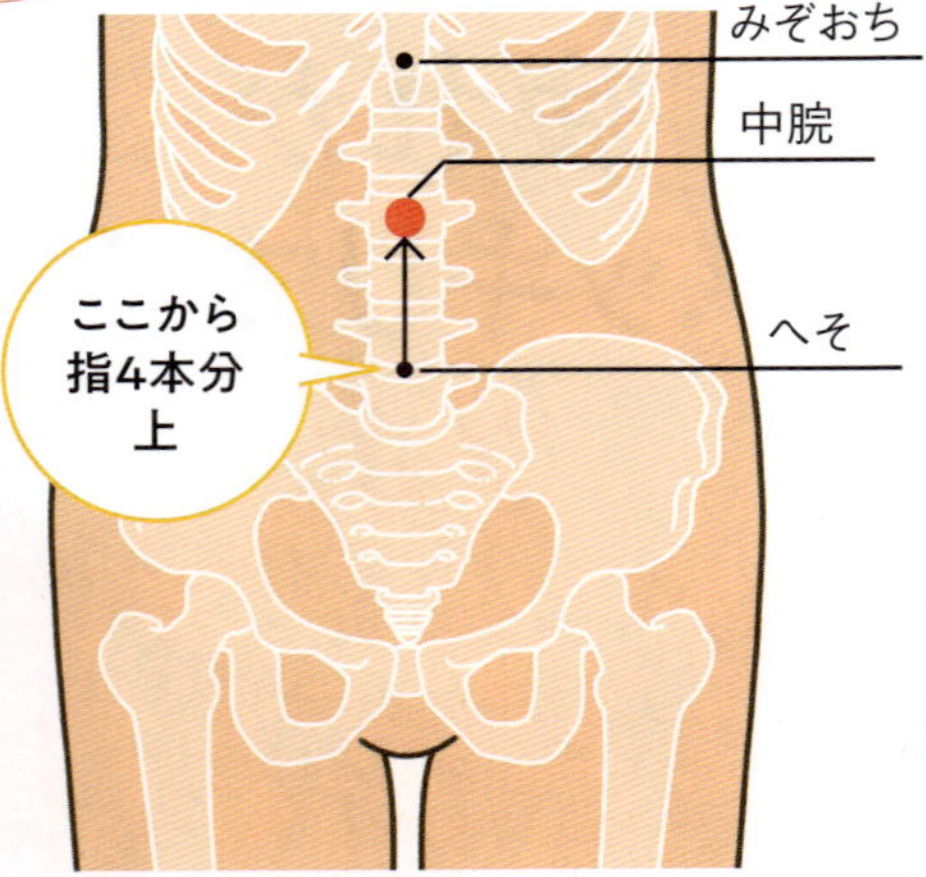

位置 へそとみぞおちの線を結んだ中間で、へそから指4本分上のところ

押し方：仰向けになって薬指と中指でやさしく押す
回　数：5秒×3〜5回

関元《かんげん》

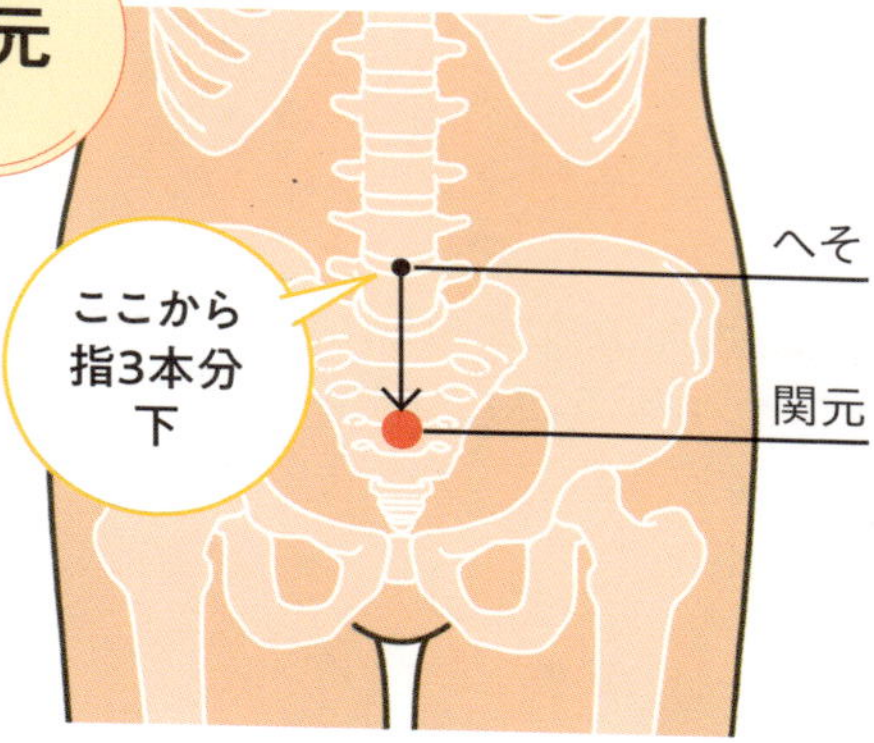

位置　へそから指３本分下のところ

押し方：仰向けになって薬指と中指でやさしく押す
回　数：5秒×3〜5回

元気はおなかから湧いてくる

体調が悪いわけでもないのだけれど「何もしたくない」なんて思ってしまうときもありますよね。それは単純に「元気」がない状態かもしれません。おなかのツボをゆっくり押してみてください。息を吐いたタイミングで指を入れるのがコツです。ただし、食後すぐに押すのはさけましょう。

ツボプラスα

東洋医学で、身体のパワーとなる〝気〟は胃で作られるといわれています。カイロや温湿布などで、へそのあたりを温めるのもおすすめです。

朝が弱い

毎朝、なかなか布団から出られない。
シャッキリ起きたいときに押すツボは!?

湧泉《ゆうせん》

足裏

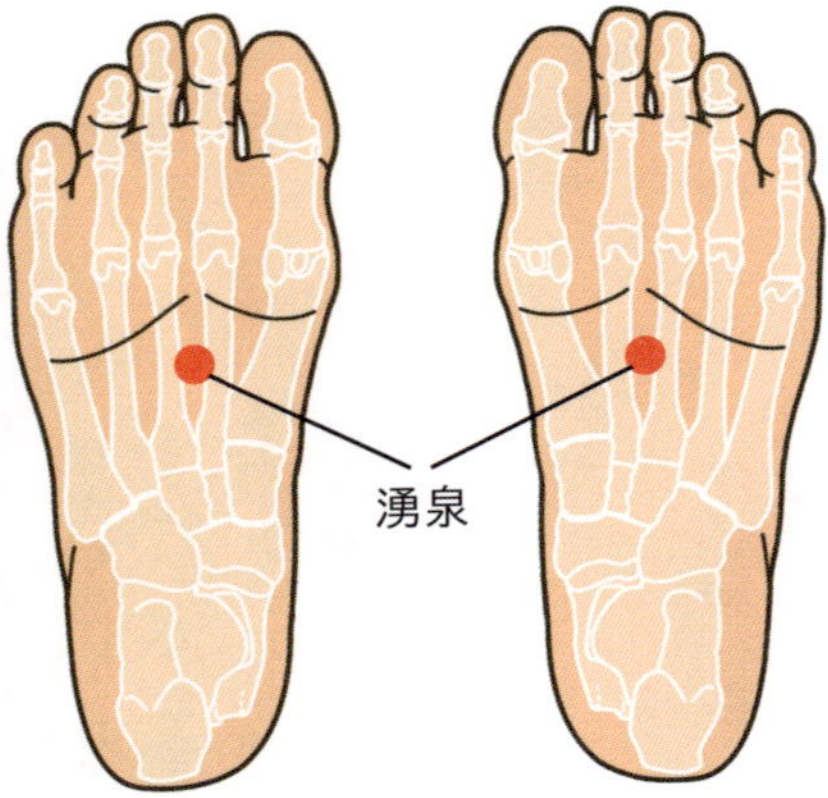

位置 足の指を曲げたときに、足裏でいちばんへこむところ

押し方：両手の親指を重ねて深めに押す
回　数：5秒×3〜5回

合谷《ごうこく》

手の甲

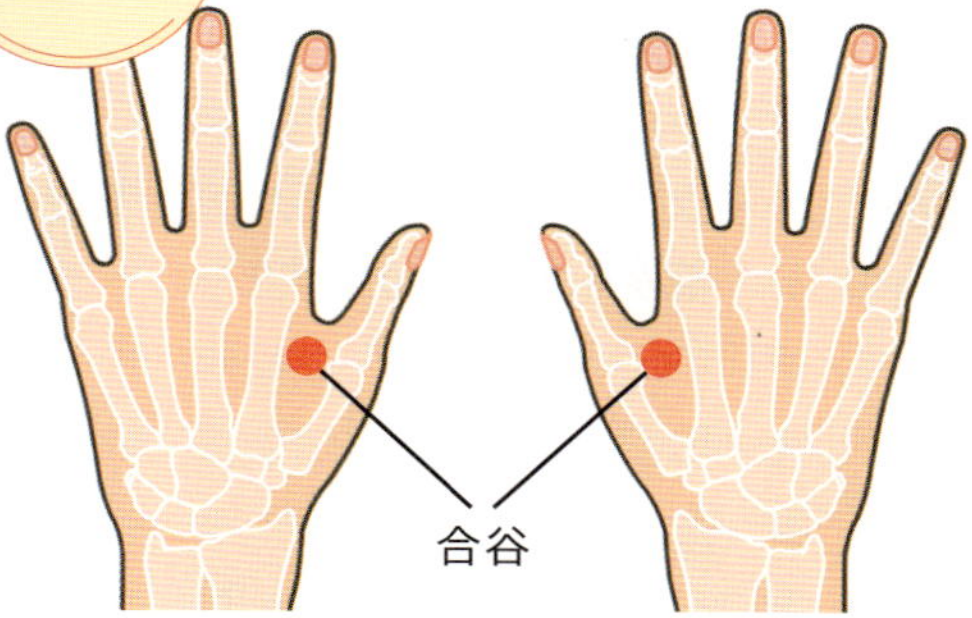

位置 親指と人差し指のつけ根の間のやわらかいところ

押し方：親指と人差し指ではさんで長めに押す
回　数：20〜30 秒×3回ほど

身体に活力を呼び起こそう

湧泉の名前の由来は「気が泉のように湧き出る」ことから。起床のための刺激にはぴったりなツボです。湧泉は足裏マッサージなどでもよく使われます。押されて痛いイメージがあるかもしれませんが、自分の好きな強さで押しましょう。それがあなたの身体が欲している刺激の強度です。

合谷は身体の全体的な不調を改善する万能ツボ。「押し方」のとおりに押すと、痛いかもしれませんが、怖がらずに強めに押して大丈夫です。

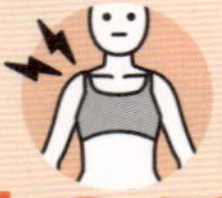

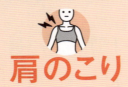

肩のこり

長時間のデスクワークで肩がカチコチに。
つらい痛みをどうにかしたい……

肩井《けんせい》

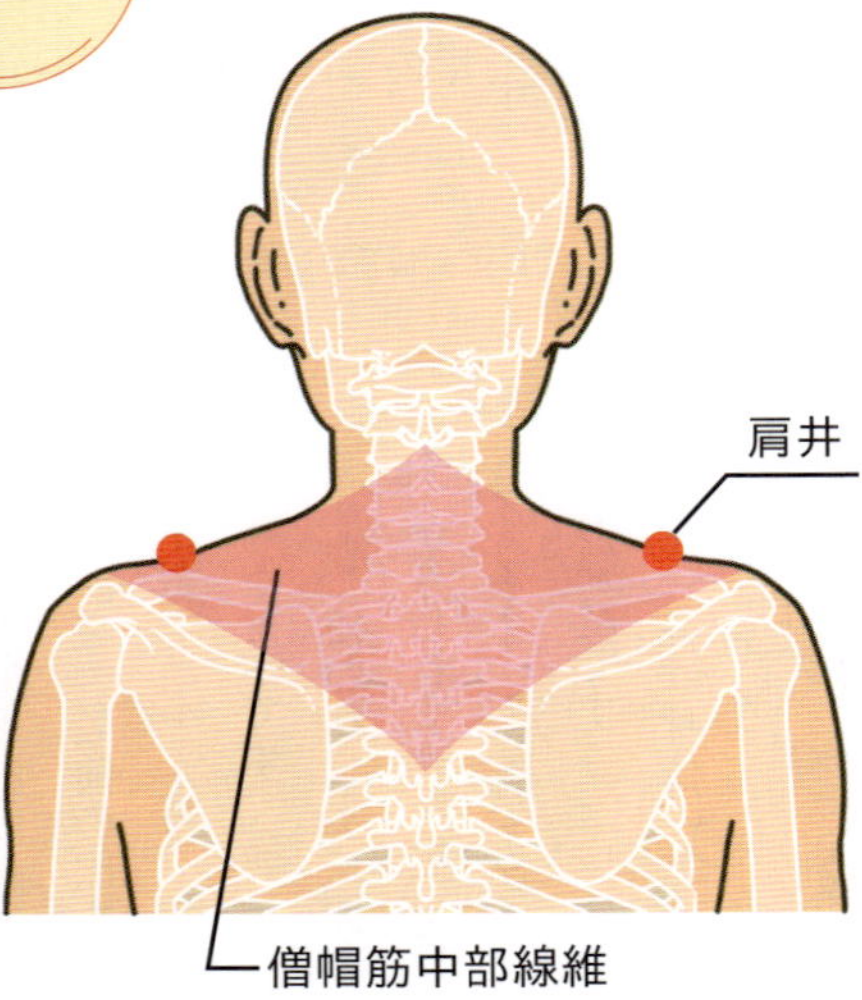

位置 肩の真ん中あたり。少しへこんでいるところ

押し方：中指と薬指をあてて垂直に押す
回　数：5秒×3回ほど

風池《ふうち》

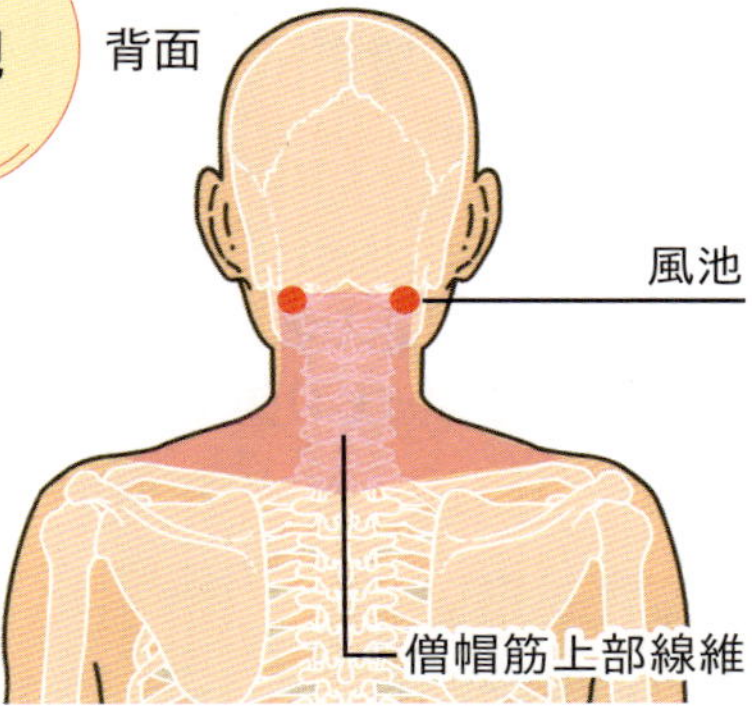

位置 首の後ろの両脇にある太いすじの、外側のへこんだところ

押し方：頭の後ろで手を組んで両手の親指ではさみ込むようにして押す

回　数：5秒×5回ほど

肩と首はつながっている

　肩井のあたりには肩こりの原因筋といわれる僧《そう》帽《ぼう》筋《きん》中《ちゅう》部《ぶ》線《せん》維《い》が走っています。風池には首こりの原因筋といわれる僧《そう》帽《ほう》筋《きん》上《じょう》部《ぶ》線《せん》維《い》が走っています。肩と首は僧帽筋でつながっているため、この2つの筋が関連してこりが起こることが多いです。片方だけでなく、両方とも押しておくことをおすすめします。

ツボプラスα

頭の位置を見直すのもおすすめ。立ったときに前のめりになっていませんか。天井から頭が糸でつられている感覚で、あごを引いてみて。

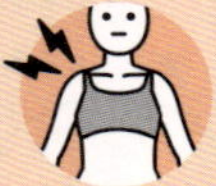

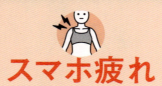

スマホ疲れ

ついつい長時間スマホを見ていたら
首が疲れてずっしり重くなってきた

翳風《えいふう》

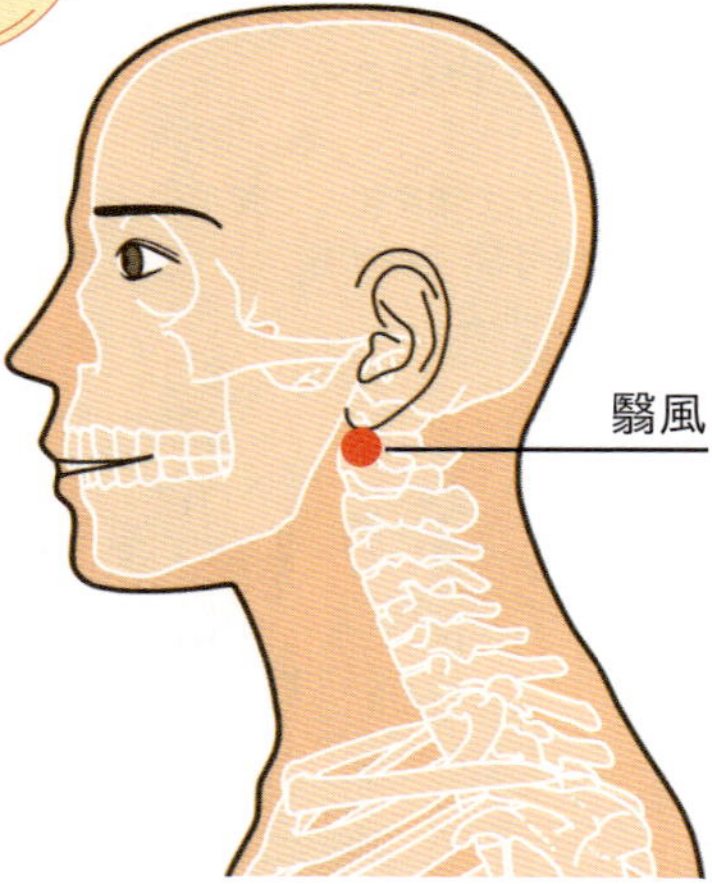

位置 耳のつけ根にある出っ張った骨のすぐ下。口を開けるとへこむところ

押し方： 中指と薬指で、左右のツボを同時に首の奥に向かってゆっくりと押す

回　数： 3秒×5回ほど

人迎《じんげい》

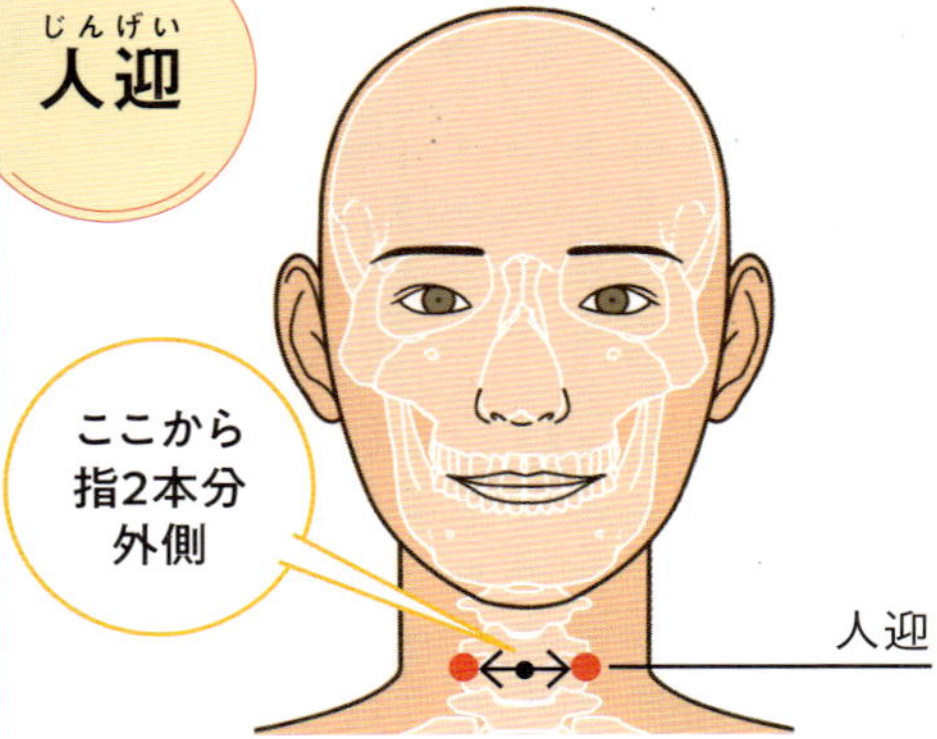

位置　のどぼとけから指2本分外側のところ

押し方：親指で首の外側に向かって押す。頸動脈《けいどうみゃく》上にあるので必ず片側ずつ押すこと

回　数：3秒×3回ほど

スマホ疲れの正体は首の疲れ

長時間スマホを使うと、首に大きな負担がかかってきます。翳風も人迎も、そんな首の疲れを解消するのにちょうどよいツボです。とくに翳風は押すのが大変なくらいガチガチになっている人もいるのではないでしょうか。ここでは強い刺激は逆効果なので、ゆっくりと指を入れてください。

ツボプラスα

スマホを使うとき、目線の高さまで上げて使うと首が疲れにくくなります。P32の「目の疲れ・ドライアイ」も参考にしてください。

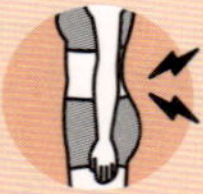

背中の疲れ

長時間のデスクワークで背中がつらい。
背中が痛いと何もする気が起きない

肺兪《はいゆ》

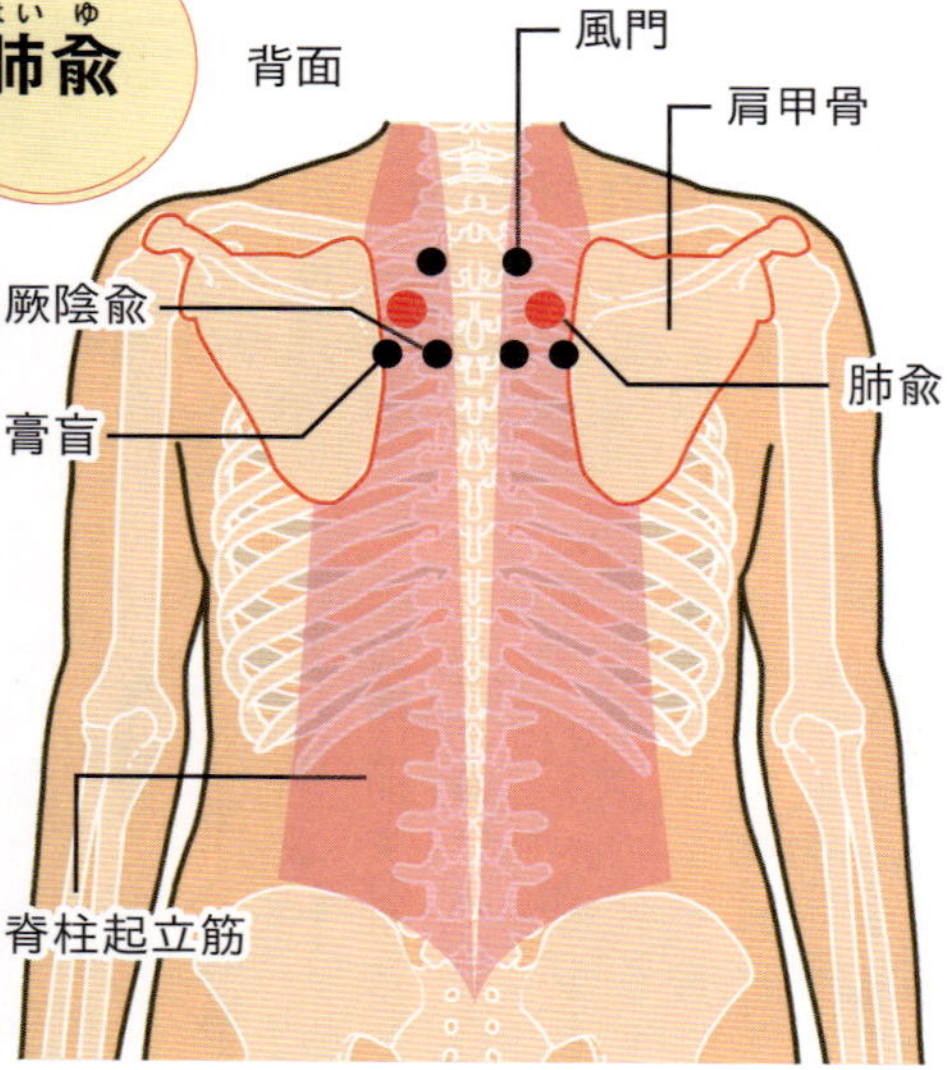

位置 背骨の両脇。肩甲骨《けんこうこつ》の真ん中よりやや上あたりの高さ

押し方： 仰向けになり、ゴルフボールやテニスボールをあてる

回　数： 30 秒× 1 回

心《しん》兪《ゆ》

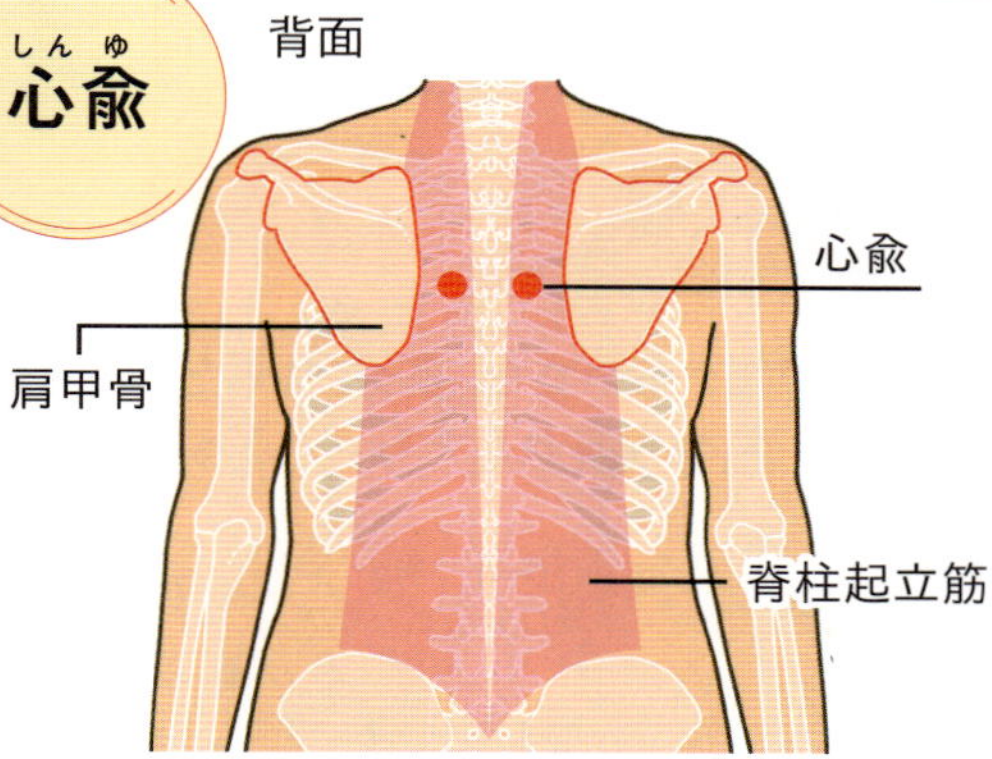

位置 背骨の両脇。肩甲骨の真ん中よりやや下あたりの高さ

押し方：仰向けになり、ゴルフボールやテニスボールをあてる

回　数：30 秒×1 回

背中疲れは肩甲骨の近くのツボ

肺兪と心兪は姿勢を保持する脊柱《せきちゅう》起《き》立筋《りつきん》を刺激するツボです。これらのツボは自分の手で押すことはできません。ゴルフボールやテニスボールでもいいですが、市販のツボ押しグッズを使うとより押しやすくなります。イスに座ったまま押せるクッションもあります。押したあとは背筋がちょっと伸びるような気がするはず。

ツボプラスα

肺兪と心兪の周辺も一緒に押しましょう。近くには風門《ふうもん》、厥陰兪《けついんゆ》、膏肓《こうこう》など、背中に効果のあるツボが集中しています。だいたいの位置で大丈夫です。

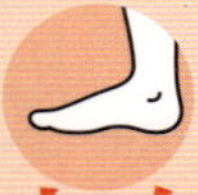

脚の立ち疲れ

立ち仕事で脚が疲れたら、座って休むだけでなく、
筋肉の疲れもとりましょう

風市《ふうし》

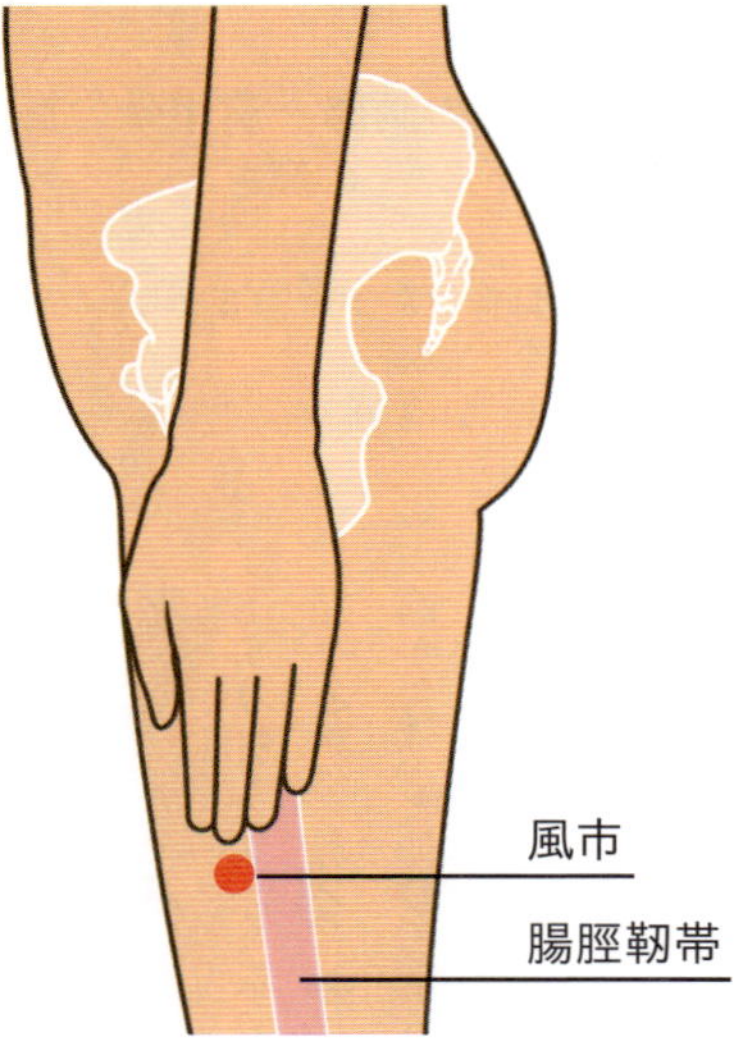

位置 太ももの外側の中央にある。「気をつけの姿勢」で先端の中指があたるところ

押し方： イスに座って、気持ちいいくらいの強さで、こぶしで片側ずつ叩く

回　数： 10回ほど

髀関《ひかん》

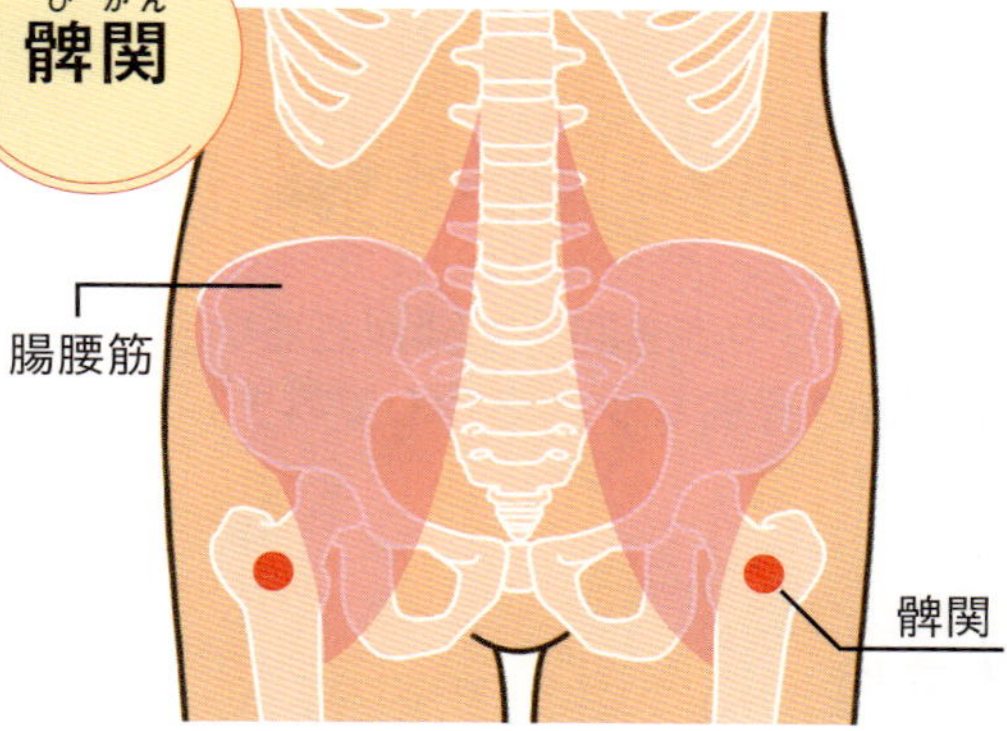

位置 太もものつけ根、股関節《こかんせつ》の中央

押し方：イスに座って手のひらで押す。さするだけでもOK

回　数：5秒×3回ほど

イスに座って刺激するのがコツ

風市は腸脛靭帯《ちょうけいじんたい》、髀関は腸腰筋《ちょうようきん》のあたりにあります。どちらも足腰を安定させる筋肉を刺激できるツボです。立った状態ではこれらの筋肉は緊張しているので、座った状態で行うようにしてください。どうしても座れない場合は、片方の脚に体重をかけ、体重のかかっていない脚のツボを刺激しましょう。

ツボプラスα

風市のストレッチもおすすめです。仰向けになって、左ひざを内側に倒します。左ひざの上に右足をのせて15～30秒キープします。反対も同じようにストレッチしましょう。

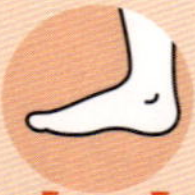

脚の歩き疲れ

1日中歩き回って脚がだるい。
脚の有名なツボを押してみましょう

足《あし》三《さん》里《り》

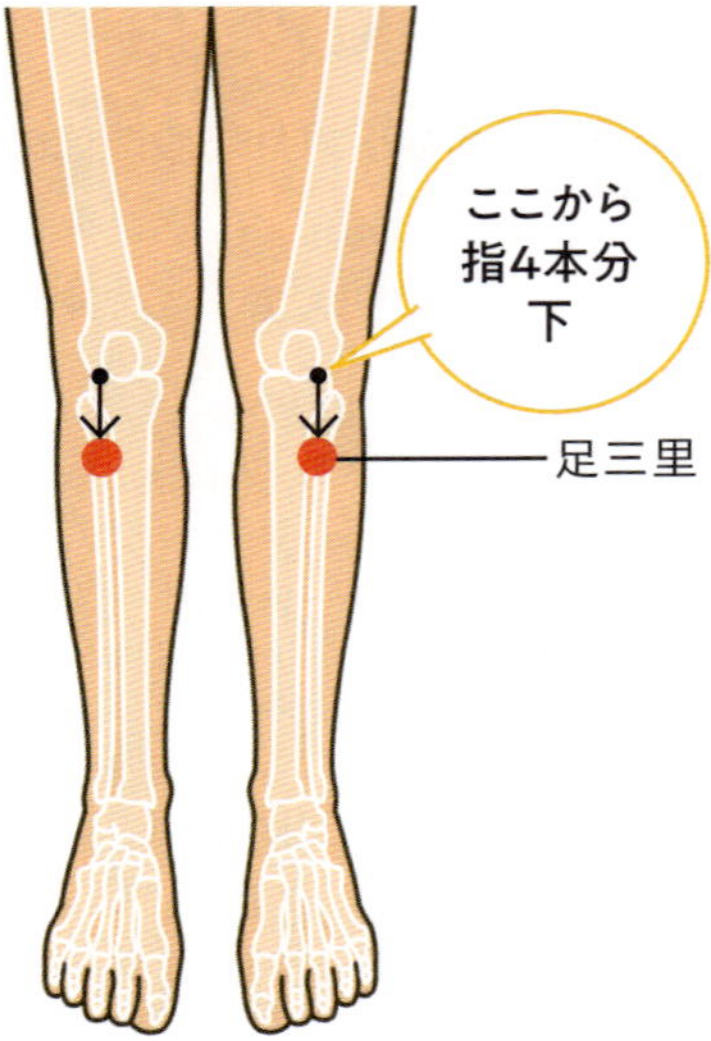

位置 ひざのおさらの外側から指4本分下がった、へこんでいるところ

押し方：ひざを立てて座って、両手の親指を重ねてやや強めに押す

回　数：5秒×3～5回

承山《しょうざん》

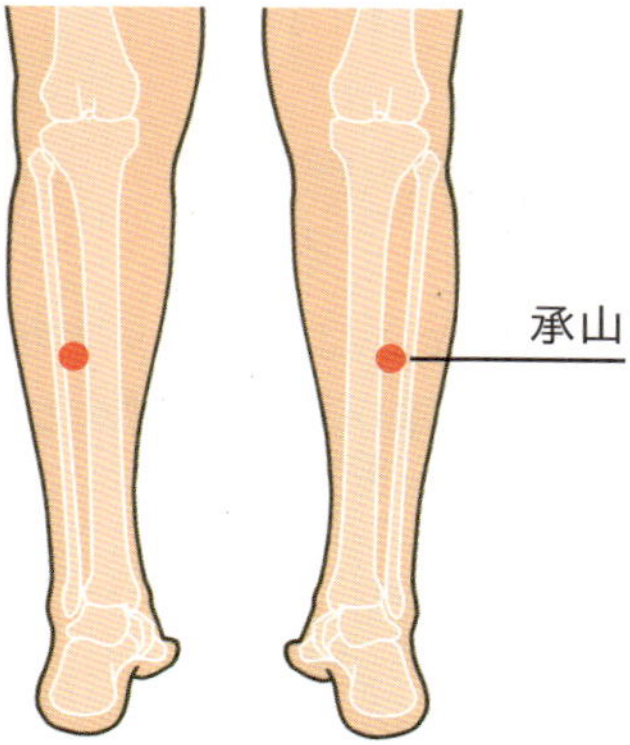

位置 ふくらはぎの中央で、もっともふくらんでいるところ

押し方：座ってひざを立て、両手の中指と薬指で押す
回　数：5秒×3〜5回

すねを表と裏からケアしてみる

どちらのツボも、脚の動きを調整する筋肉上にあります。「歩きすぎた」と思ったときにツボを押すと、しびれるような刺激を感じるかもしれません。自分の好みの強さで押せばOKです。なお江戸時代の俳人・松《まつ》尾《お》芭《ば》蕉《しょう》は足三里にお灸をしながら旅をしたといわれます。『奥の細道』にも登場するツボです。

ツボプラスα

足指を1本ずつ軽くもむのもおすすめ。足の爪の根元には井穴《せいけつ》（P140）があります。井戸の水のように〝気〟が出てくるとされるツボです。

頭の疲れ

集中力が続かない、よいアイデアが浮かばない。
そんなときはツボで疲労をとりましょう

率谷《そっこく》

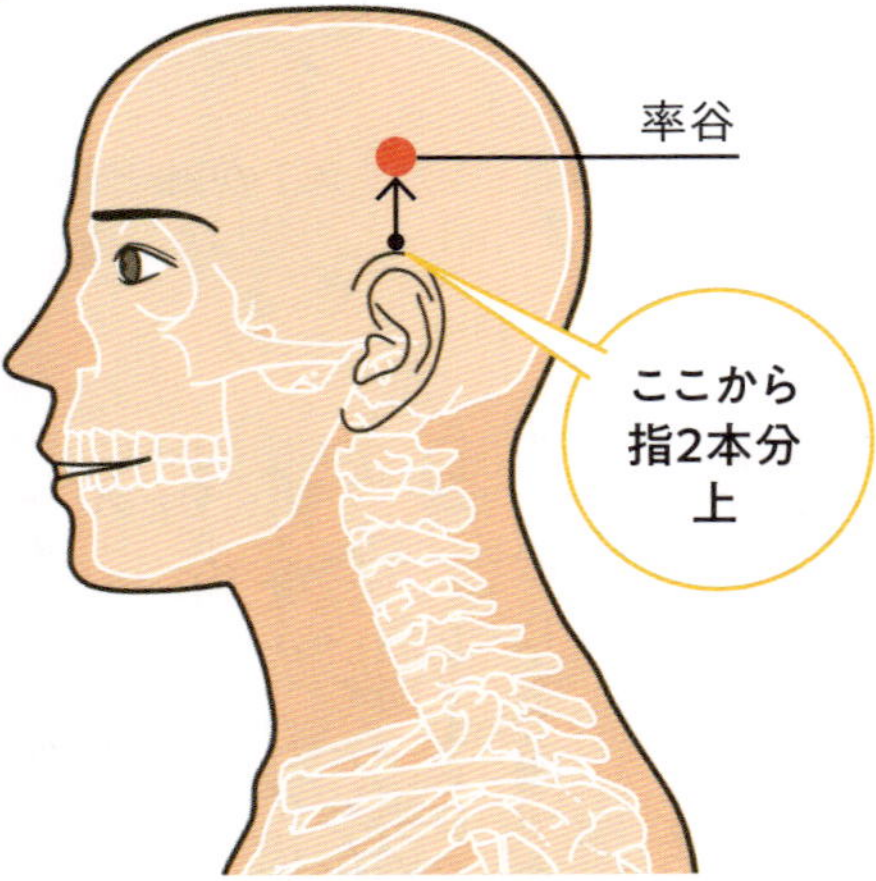

位置 耳のいちばん上から、さらに指 2 本分上のところ

押し方：中指と薬指で左右のツボを同時に押す
回　数：3秒×3～5回

百会《ひゃくえ》

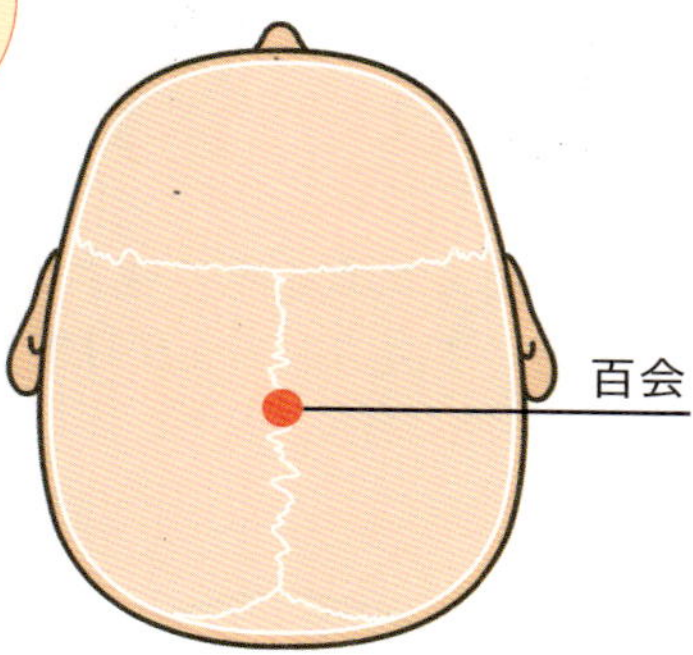

位置 頭のてっぺん。頭頂部の中央

押し方：両手の中指と薬指を使ってやさしく押す
回　数：3秒×3～5回

頭のツボで、集中力が復活

率谷は意識が冴えて、集中力が出てくるツボです。両手を使って頭をはさむように押してみましょう。口を開けて押すと、筋肉が弛緩《しかん》して押しやすくなります。百会は気持ちを落ち着かせる効果があるツボです。いずれも頭への刺激がダイレクトに感じられるはずです。

ツボプラスα

1分間、できるだけ素早く浅い呼吸を繰り返してみましょう。横隔膜《おうかくまく》の運動になり、頭が冴えてきます。ツボ押しと合わせてやってみてください。

目の疲れ・ドライアイ

長時間スマホを見て疲れたり、
目が乾いて見えにくくなりませんか

攢竹《さんちく》

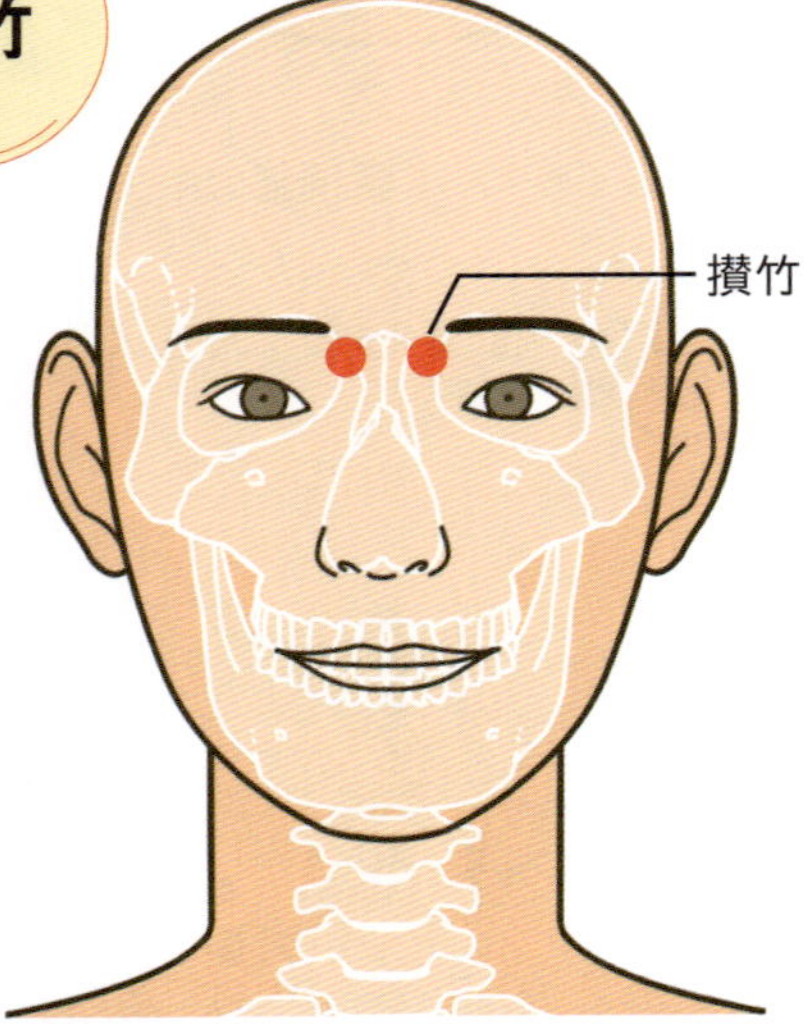

位置　眉の内側の下にある深いくぼみのところ

押し方：机などにひじをついて、ツボに中指か薬指をあてて、両方同時に強めに押す
回　数：5秒×2回ほど

太陽《たいよう》

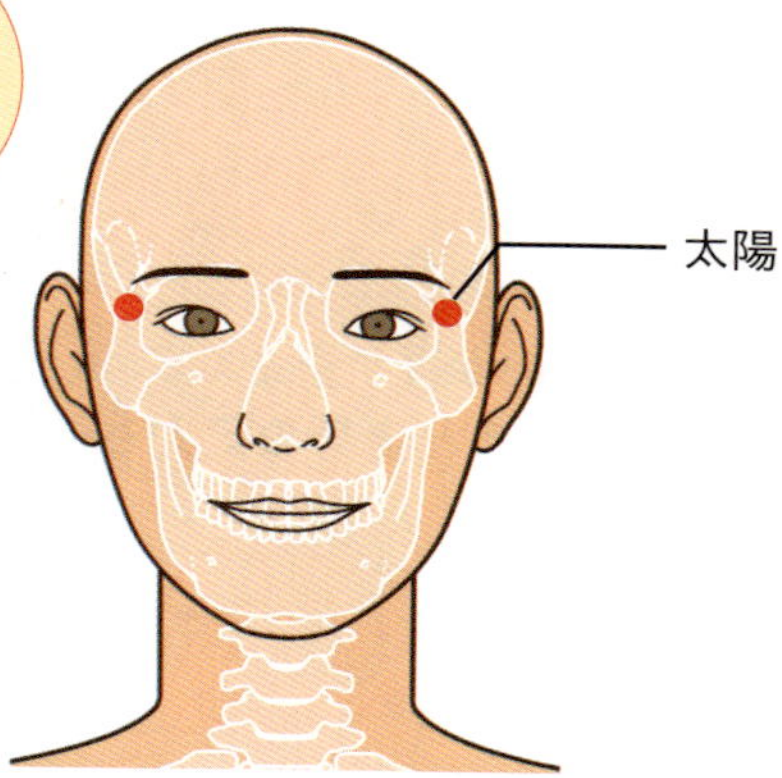

位置 眉尻と目尻の中間地点から、やや外側のくぼんだところ

押し方：両手の親指で、左右同時に押す
回　数：5秒×3〜5回

目の疲れは目の周りのツボで

目の疲れに効くツボの多くは、「眼窩《がんか》」という眼球が入っている穴の周辺にあります。ここでは攢竹を紹介しましたが、眼窩の周りをまんべんなく押すのもおすすめです。太陽は「奇穴《きけつ》」という、とくに効果が高いといわれるツボのひとつ。ツボと知らずに、目が疲れたときに押している人も多いかもしれません。

ツボプラスα

ぬれタオルをしぼってラップに包み、電子レンジで（500W・30秒程度）温かいおしぼりを作ります。これで眼窩を温めるのもおすすめです。使用前に温度を確かめてください。

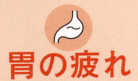

胃の疲れ

食べすぎたのか胃が重たくて、食欲が出ない。
胃が疲れると全身の気力も低下します

中脘《ちゅうかん》

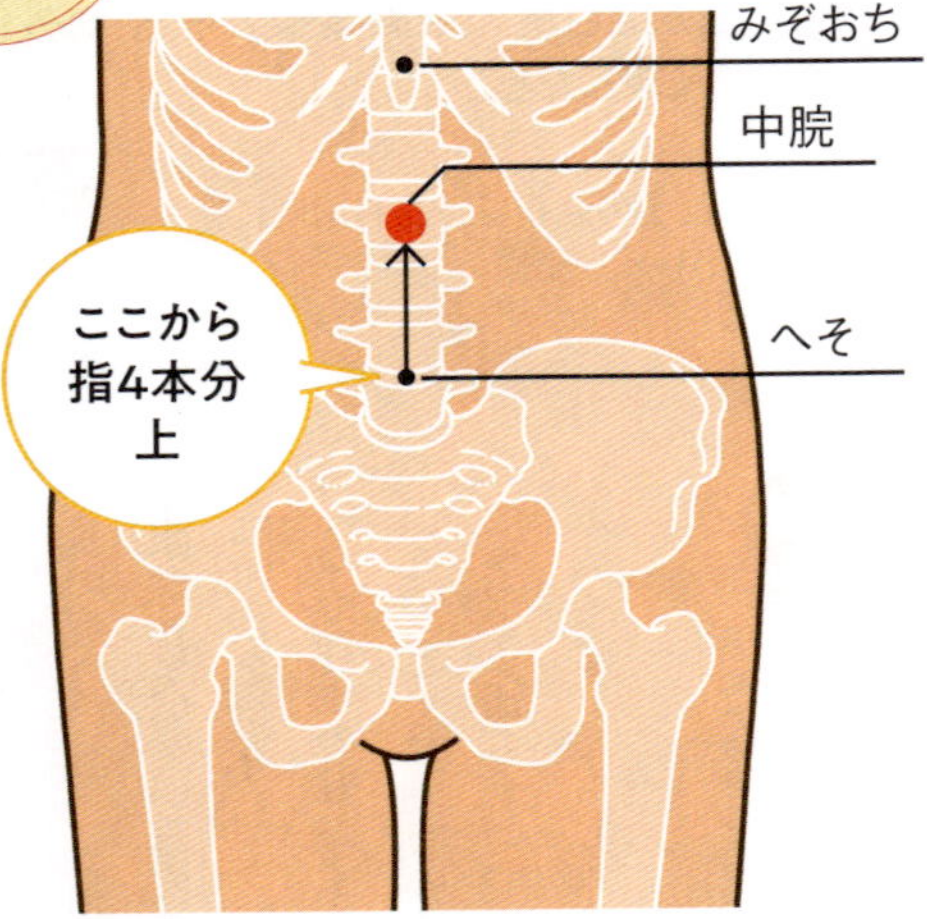

位置 へそとみぞおちの線を結んだ中間で、
へそから指4本分上のところ

押し方： 仰向けになって薬指と中指でやさしく押す
回　数： 5秒×3〜5回

足三里《あしさんり》

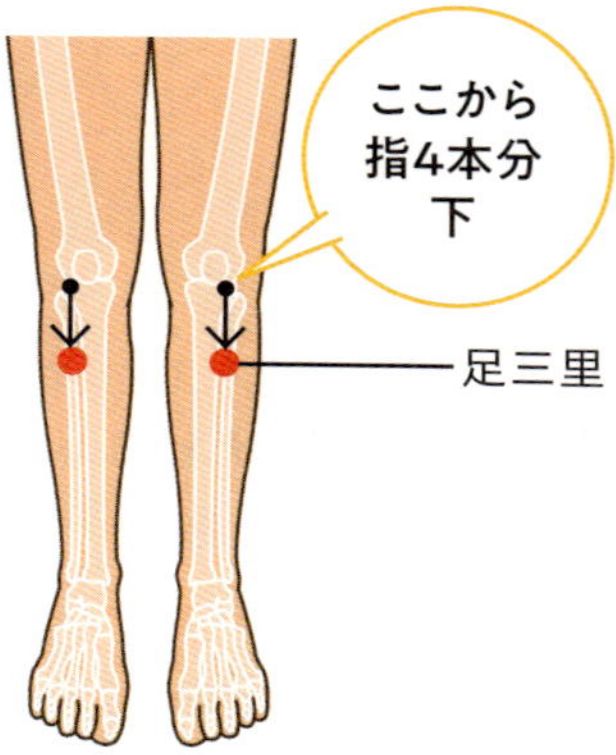

位置　ひざのおさらの外側から指4本分下がった、へこんでいるところ

押し方：ひざを立てて座って、両手の親指を重ねてやや強めに押す

回　数：5秒×3〜5回

胃の不調には脚のツボも効果あり

中脘を押すと、指先に弾力を感じるでしょう。実はこれが「胃」そのもの。胃は筋肉の塊《かたまり》なので、こんな感触がします。指圧でよくほぐしてあげると、スッキリして動きがよくなっていくのがわかるでしょう。

足三里は足の陽明胃経《ようめいいけい》という胃に関連する経絡《けいらく》に属するツボで、胃腸の働きを整える効果があるといわれています。うまく押せると、胃が反応して「グルルル」とおなかが鳴り出すことも。すねのあたりにあるツボで胃に効果があるところが、東洋医学の奥深さです。

急な眠気

よく寝たつもりでも、仕事中などに
突然眠気におそわれることがあります

中衝《ちゅうしょう》

手の甲

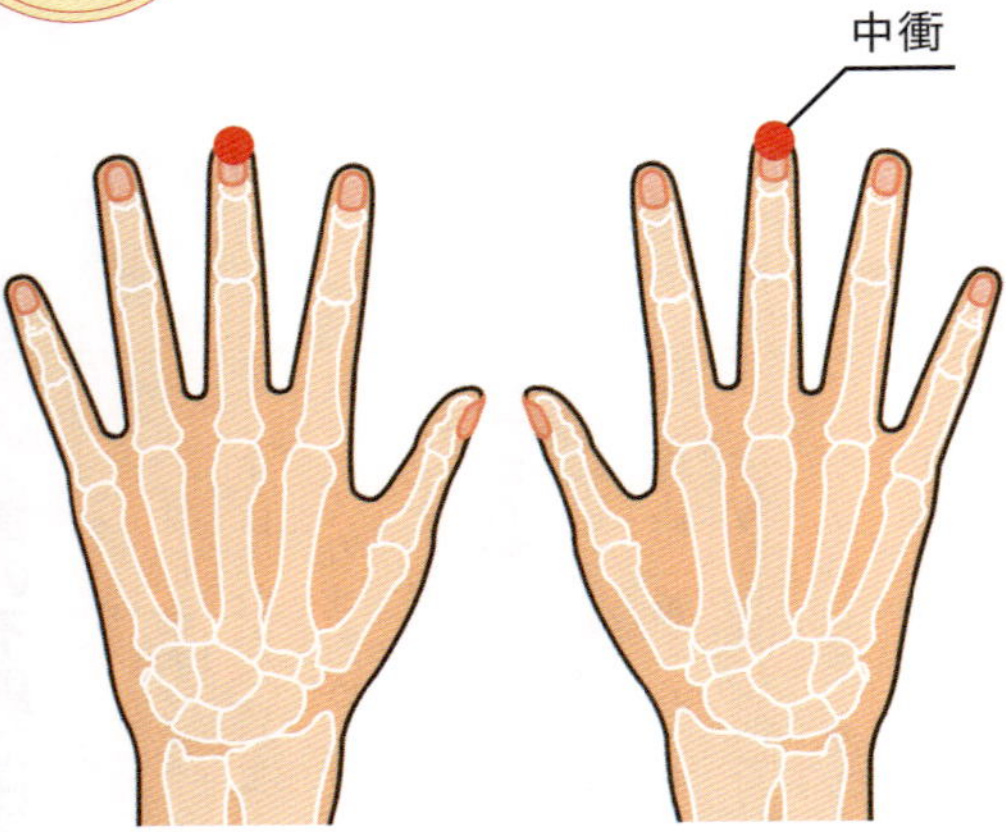

位置 中指の先端のところ

押し方： ペン先をしまったボールペンなど、かたいもので刺激する

回　数： 3秒×3〜5回

率谷《そっこく》

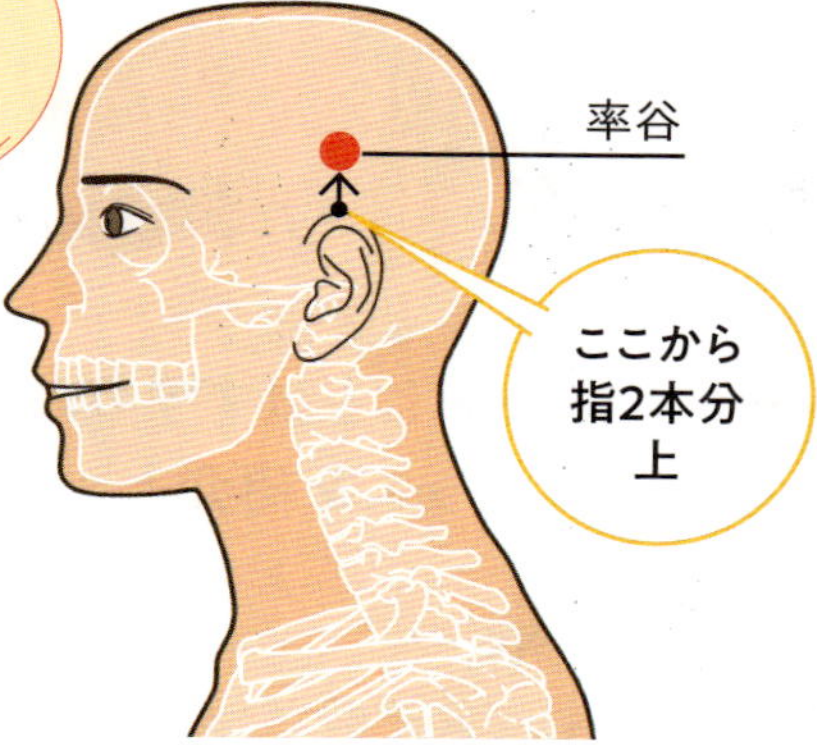

位置 耳のいちばん上から、さらに指２本分上のところ

押し方： 中指と薬指で左右のツボを同時に押す
回　数： 3秒×3～5回

眠気覚ましといえば「中衝」

中衝は眠気覚ましのツボとして有名です。ボールペン以外では、デスクに中指の先をトントンと打ち付けるのも有効です。

率谷は意識がハッキリするツボ。中衝と合わせて使うのがおすすめです。どちらも刺激は強く、痛いかもしれませんが、その刺激が眠気を吹き飛ばしてくれます。

ツボプラスα

どうしても眠い場合は、15～30分程度の昼寝をするとスッキリします。足の裏側、かかとの中央にある失眠《しつみん》（P173）を押すと眠りやすくなります。

COLUMN 1

ツボを刺激するのに便利なもの

初心者にもおすすめのグッズを紹介！

●ツボ押し用ボール

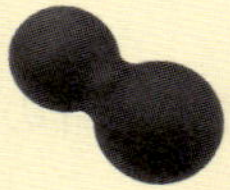

本文中にはテニスボールやゴルフボールを使うと書きましたが、ツボを押す専用のボールが雑貨店などでいろいろ売られています。やわらかいものとかたいものの２種類をそろえておくと便利です。

●中山式快癒器

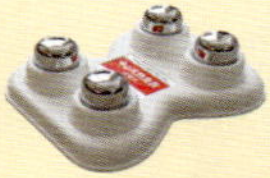

ツボ押しグッズとしてはいちばん使いやすいです。自分の体重でツボを刺激できるので、ほどよい圧に。とくに腰のツボには効果を実感できるでしょう。

●ホットパック

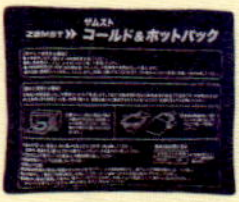

局所的に身体を温めるための専用のジェルパックです。本文中に「温かいおしぼり」と書いてあるところは、こちらを使うとよりよいです。おしぼりよりも温かさが長持ちします。

●市販の温灸《おんきゅう》

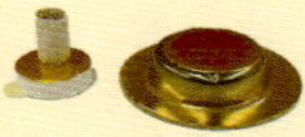

ドラッグストアなどで販売している温灸です。鍼灸院で使うお灸よりも熱さはだいぶ控えめ。初心者にもピッタリです。

第2章

急に
おそってくる
身体の不調を
改善する
ツボ

頭痛や腹痛、歯の痛み……。不調は突然やってきます。そんなとき、応急処置的に不調をやわらげるツボを知っているととても便利。まさかのときのために覚えておいて！

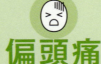

偏頭痛

急におそってくる脈打つような頭の痛み。
ひどいときは吐き気や嘔吐を伴うことも

手《て》三《さん》里《り》

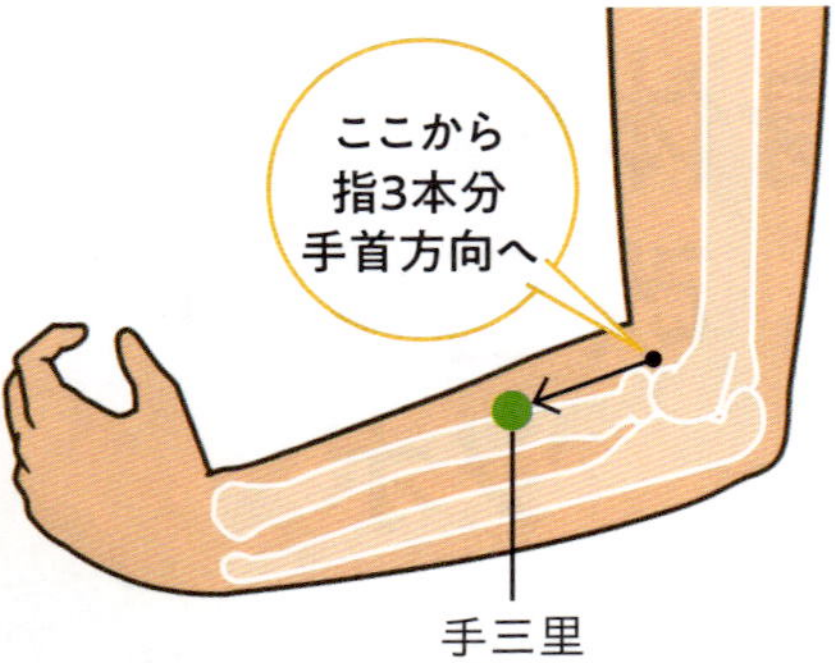

位置 ひじを曲げたときにできる横ジワから、手首の方向に指3本分のところ

押し方： 手で腕全体を下から包み込むようにして、親指で押す

回　数： 5秒×3〜5回

合谷《ごうこく》

手の甲

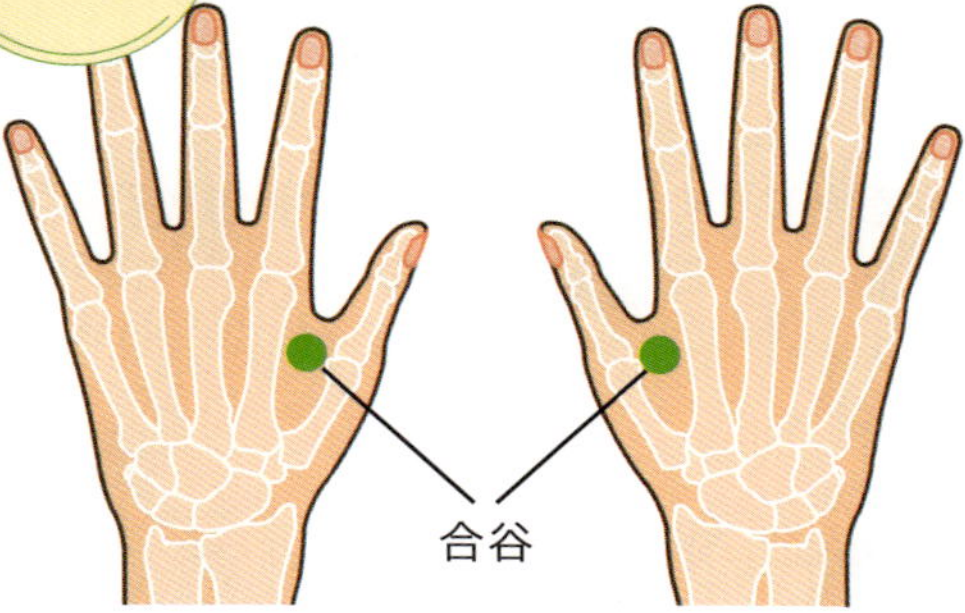

位置 親指と人差し指のつけ根の間のやわらかいところ

押し方：親指と人差し指ではさんで長めに押す
回　数：20～30秒×3回ほど

ストレスにも効果のあるツボ

偏頭痛とは、頭の片側または両側がズキンズキンと脈打つように起きる頭痛です。原因は明らかではありませんが、精神的なストレスを感じやすい人に多いともいわれています。

手三里と合谷は偏頭痛に効くツボとして有名。さらに精神的なストレスにもおすすめのツボです。

ツボプラスα

頭が痛いからといって、頭にあるツボを押すのはさけて。症状を悪化させる可能性もあります。手三里を温かいおしぼり（P33）などで温めるのも効果的。

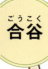

緊張型頭痛

肩や首がこりすぎて、後頭部を締め付けるような痛みが! この肩こり、なんとかしたい

風池《ふうち》

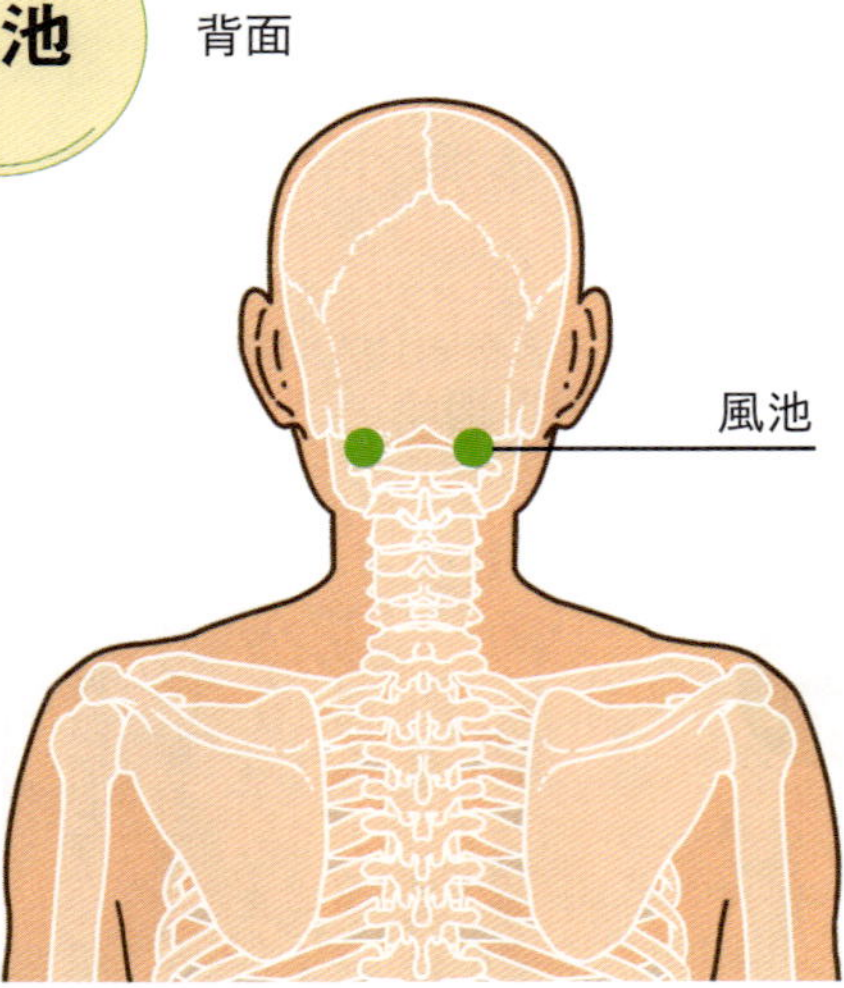

位置 首の後ろの両脇にある太いすじの、外側のへこんだところ

押し方：頭の後ろで手を組んで両手の親指ではさみ込むようにして押す

回　数：5秒×5回ほど

人迎《じんげい》

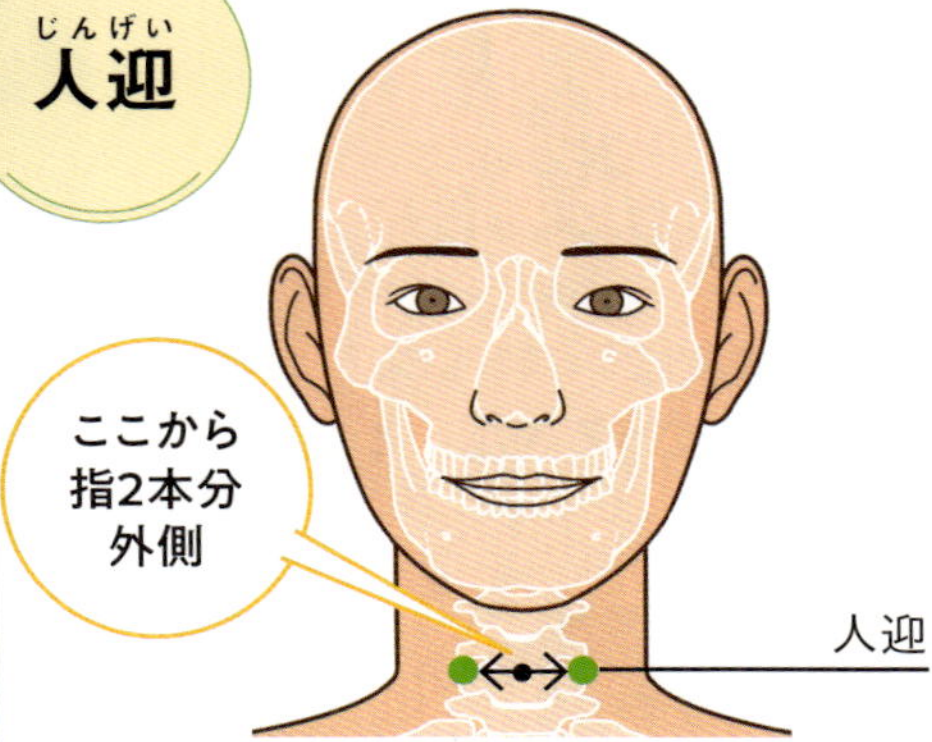

位置　のどぼとけから指2本分外側のところ

押し方：親指で首の外側に向かって押す。頸動脈《けいどうみゃく》上にあるので必ず片側ずつ押すこと

回　数：3秒×3回ほど

悪化した肩こりが緊張型頭痛に

緊張型頭痛は、悪化した肩こりが原因のひとつです。実際に緊張型頭痛を持っている人の肩と首をさわると、ガチガチにかたいことが多いです。頭痛をやわらげるには、首周りのツボ、風池と人迎をよく押してください。風呂上がりなど、筋肉がゆるんでいるタイミングで行うのがおすすめです。

ツボプラスα

「肩のこり」（P20）で紹介している肩井《けんせい》を押すのもおすすめです。肩や首のすじを伸ばすストレッチをしてもいいでしょう。

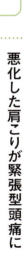

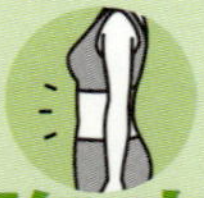

腹痛

冷えたのかな？ ストレス？ おなかが急に痛くなってきた。どうしよう!?

合谷《ごうこく》

手の甲

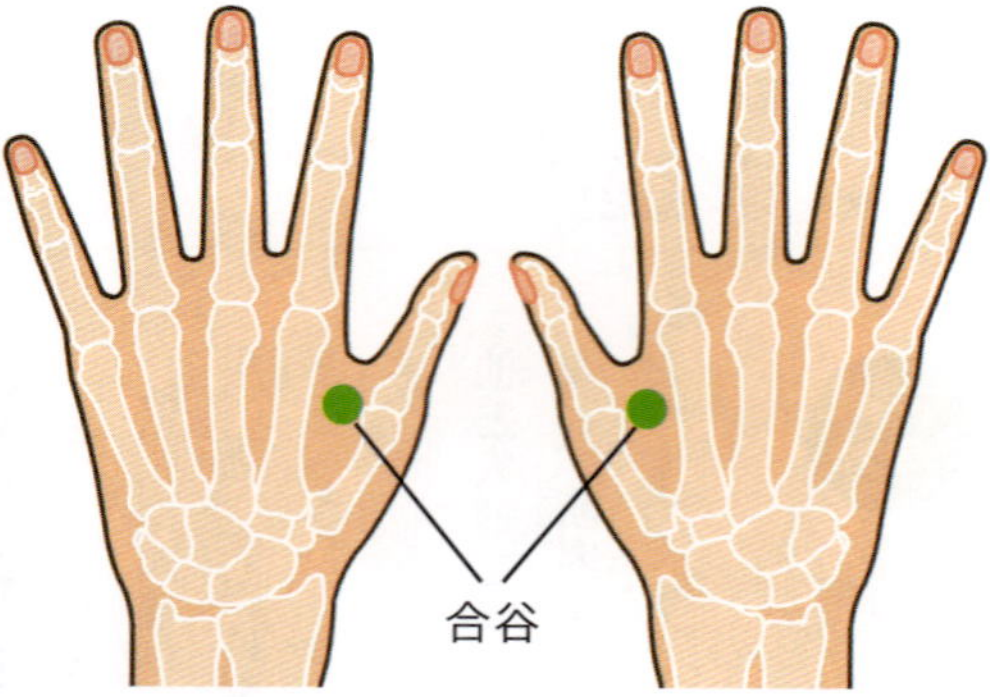

位置　親指と人差し指のつけ根の間のやわらかいところ

押し方：親指と人差し指ではさんで長めに押す
回　数：20～30秒×3回ほど

大腸兪《だいちょうゆ》

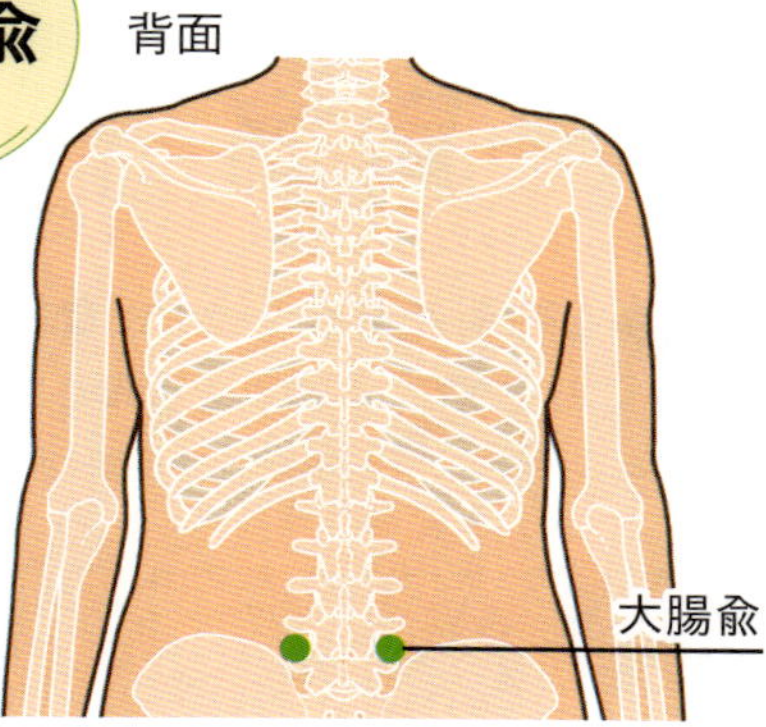

位置 背骨の両脇。骨盤の高さ

押し方： 仰向けになり、ゴルフボールやテニスボールをあてる

回　数： 30 秒×1 回

大腸を整えるツボを使う

ツボには、五臓六腑《ごぞうろっぷ》に直接対応している「原《げん》穴《けつ》」といわれるツボがあります。合谷は大腸の原穴。腸の調子が悪いと、このツボに反応が現れます。また逆に腸を整えるときにも使えます。

大腸兪はその名のとおり、大腸の働きをよくする背中のツボ。立った状態で手のひらで温めたり、さすったりするのもおすすめです。

ツボプラスα

東洋医学ではやせ型の人は「虚《きょ》」といい、冷えでおなかが痛くなりやすいとされています。やせている人は寒さに気をつけましょう。

胃痛

今日は大事な約束がある……そんなストレスのかかるときにおそってくる痛みをなんとかしたい！

中脘《ちゅうかん》

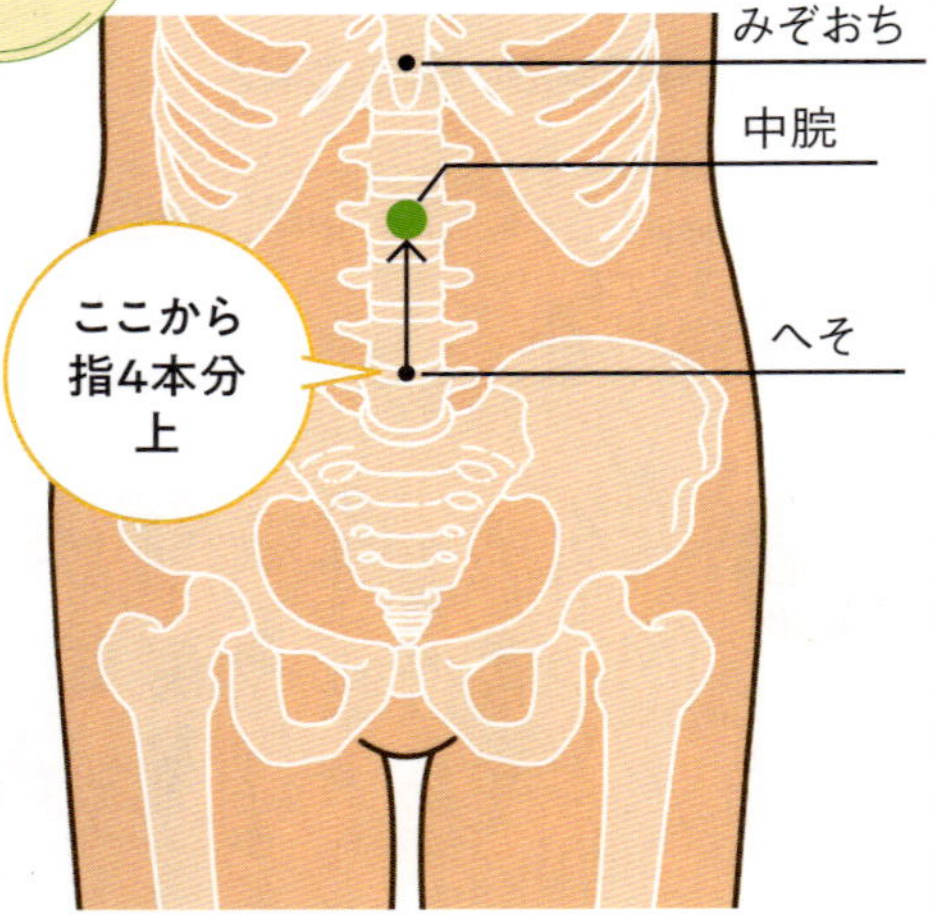

位置　へそとみぞおちの線を結んだ中間で、へそから指4本分上のところ

押し方：仰向けになって薬指と中指でやさしく押す
回　数：5秒×3～5回

労宮《ろうきゅう》

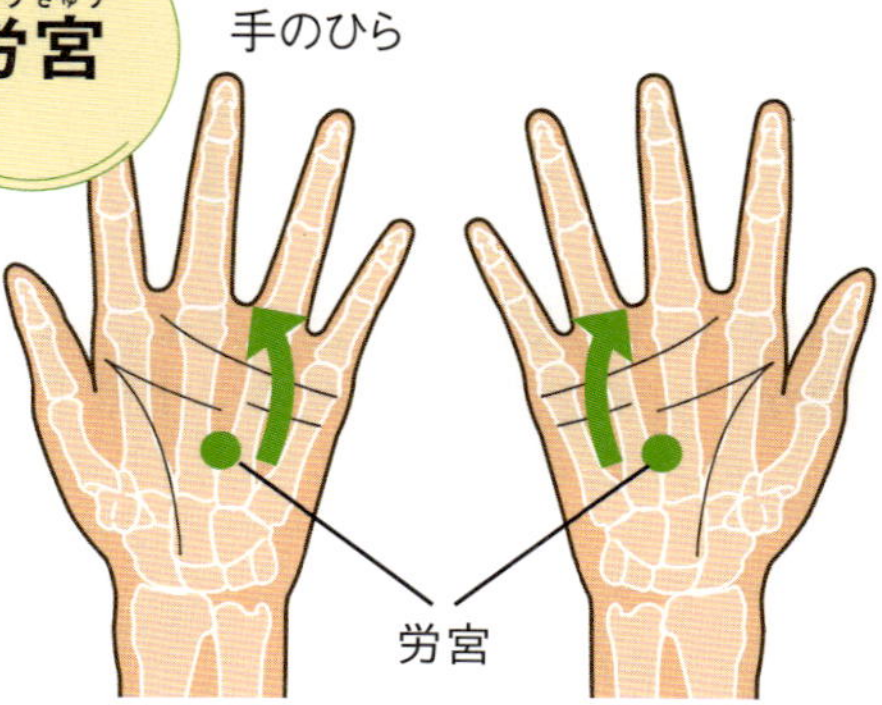

位置 中指と薬指の間、手のひらの真ん中のくぼんでいるところ

押し方： 親指で、手首のほうから指先に向かってやや強めに押す

回　数： 5秒×3～5回

ストレスを受けた胃をほぐす

ストレスを受けると胃がキュッと縮こまってかたくなります。胃をほぐすことのできるツボは中脘。決して強くは押さず、体の奥に向かってやさしく押してください。

労宮はストレスを緩和したり、自律神経を整えるとされるツボ。心身を整える効果が期待できる万能ツボです。

ツボプラスα

足の陽明《ようめい》胃経《いけい》という胃腸を整える経絡《けいらく》に属する足三里《あしさんり》もおすすめです。「胃の疲れ」（P34）を参考にしてみてください。

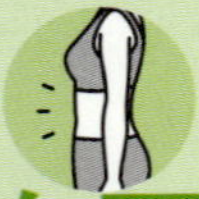

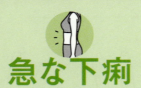

急な下痢

遠距離の移動や大切な予定があるのに……
急なピンチを救ってくれるツボは!?

合谷《ごうこく》

手の甲

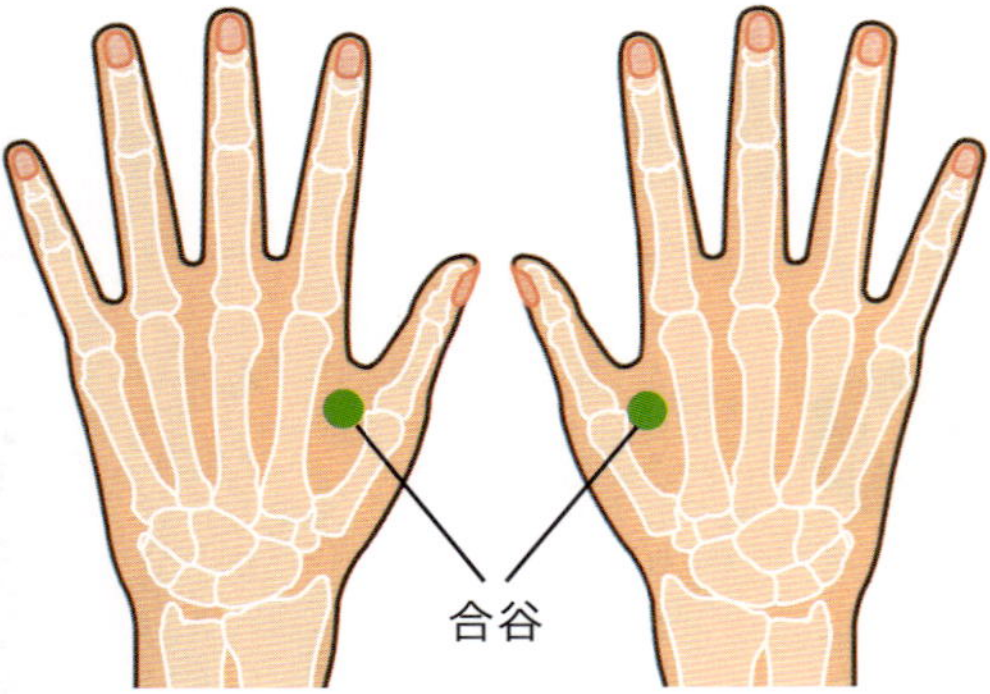

位置 親指と人差し指のつけ根の間のやわらかいところ

押し方：親指と人差し指ではさんで長めに押す
回　数：20〜30秒×3回ほど

水分《すいぶん》

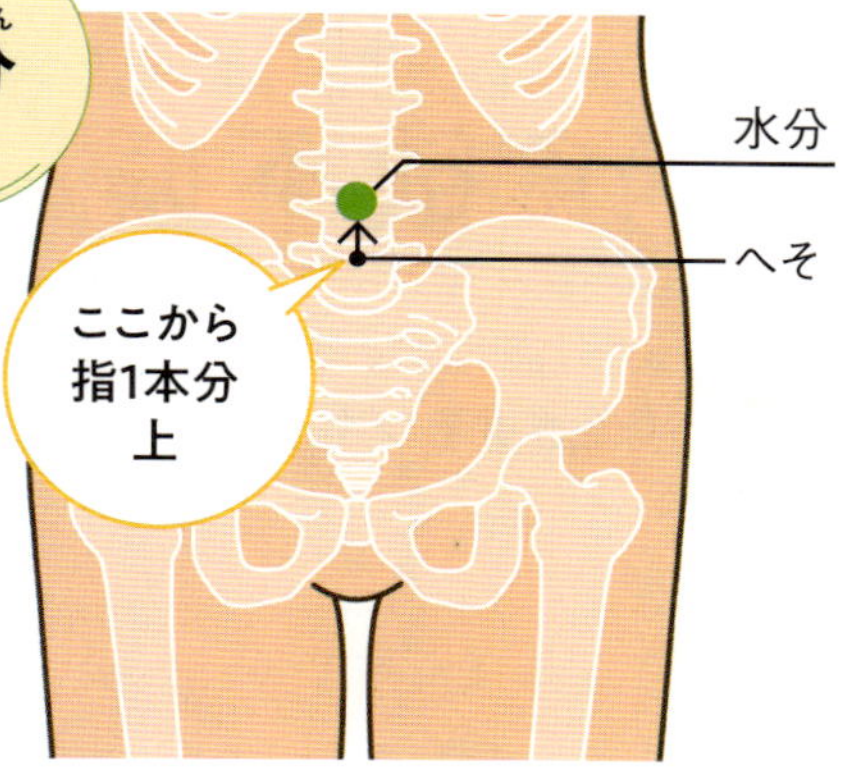

位置　へそから指１本分上のところ

押し方：イスに座って薬指と中指でやさしく押す
回　数：5秒×3～5回

痛み止めのツボ合谷を押す

合谷は手の陽明《ようめい》大腸経《だいちょうけい》という大腸に関連する経絡《けいらく》に属するツボ。肩こり、頭痛、歯痛、目の疲れなどに効果を発揮する万能ツボです。

水分はその名のとおり全身の水分調整をするツボ。突発的な下痢にも効果的。外出先で直接押すのが難しかったら、服の上から手のひらでツボを温めてみてください。

ツボプラスα

外出先などでは押しにくいですが、足の裏の人差し指のつけ根にある裏内庭《うらないてい》もおすすめです。親指で5秒×3～5回押してください。

食欲不振

悩みがあったり疲れていると食欲が湧きません。
心身を整えるツボを試しましょう

中脘《ちゅうかん》

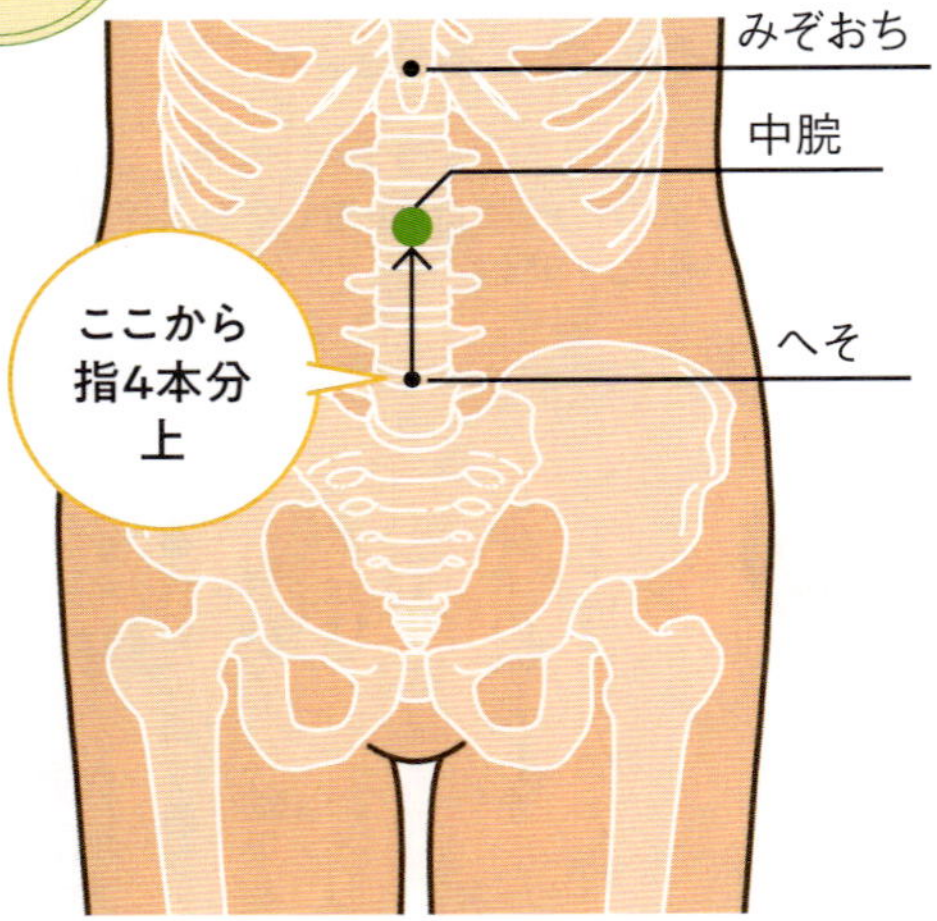

位置 へそとみぞおちの線を結んだ中間で、
へそから指4本分上のところ

押し方： 仰向けになって薬指と中指でやさしく押す
回　数： 5秒×3～5回

労宮《ろうきゅう》

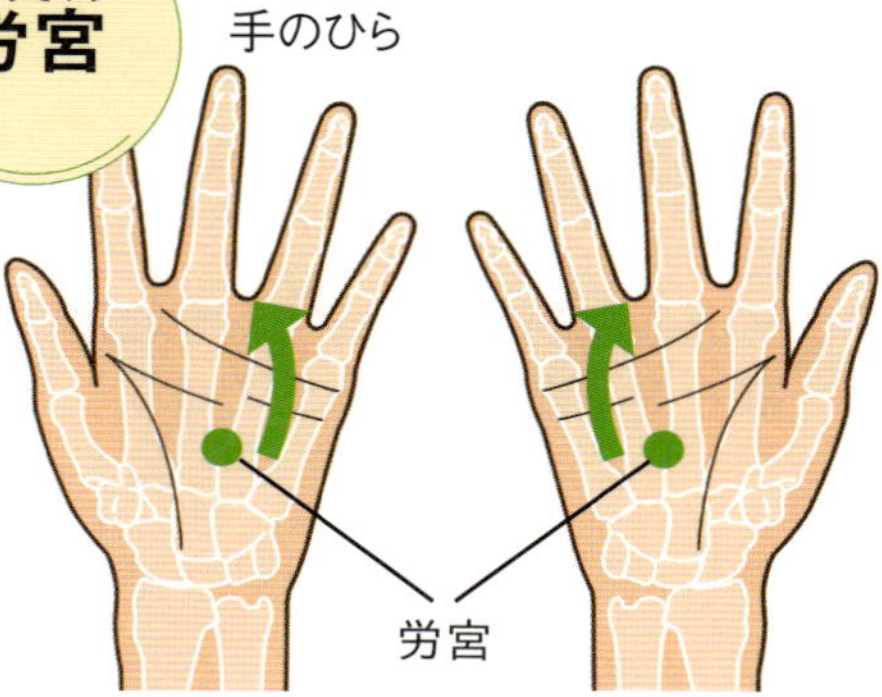

位置 中指と薬指の間、手のひらの真ん中のくぼんでいるところ

押し方：親指で、手首のほうから指先に向かってやや強めに押す

回　数：5秒×3〜5回

心も身体も整えるツボを押す

中脘は胃の働きを整えるとされるツボで、胃そのものの位置にあります。まずは胃の感触を確かめるようなつもりで、触れてみてください。いつもよりかたいかもしれません。

労宮は精神的な疲労に効くとされるツボです。おなかだけでなく精神的なケアも一緒にして、心身を整えましょう。

ツボプラスα

肩のこりや背中の疲れで、食欲が出なくなってしまうことがあります。「肩のこり」（P20）、「背中の疲れ」（P24）も参考にしてください。

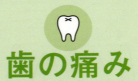

歯の痛み

すぐに歯医者に行けないとき、応急処置で
痛みをとるツボを紹介します

合谷《ごうこく》

手の甲

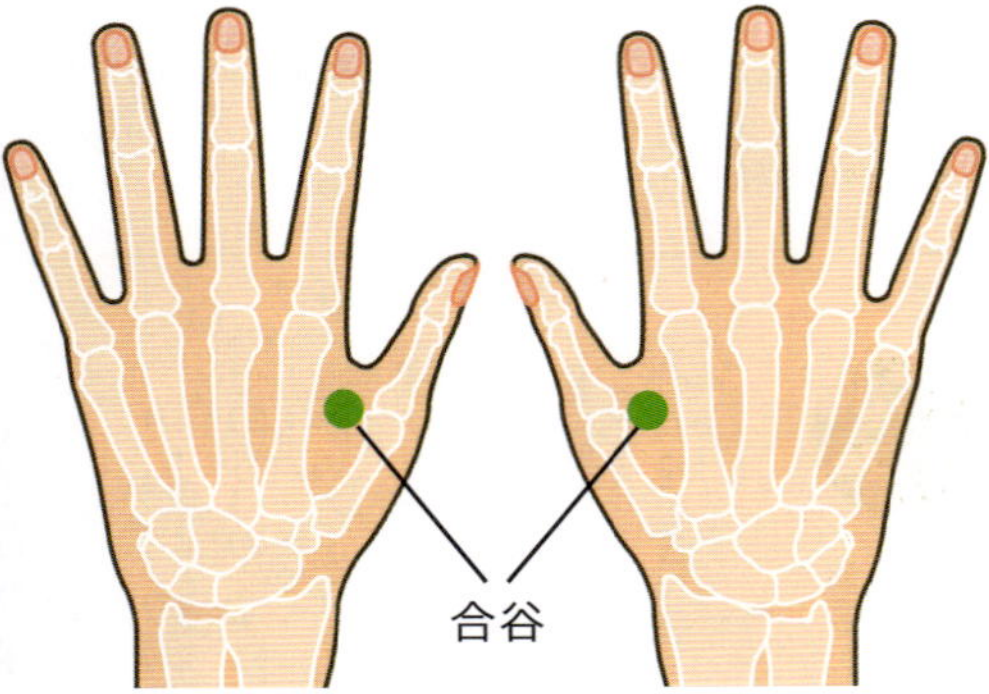

位置 親指と人差し指のつけ根の間のやわらかいところ

押し方： 親指と人差し指ではさんで長めに押す
回　数： 20〜30秒×3回ほど

承漿《しょうしょう》

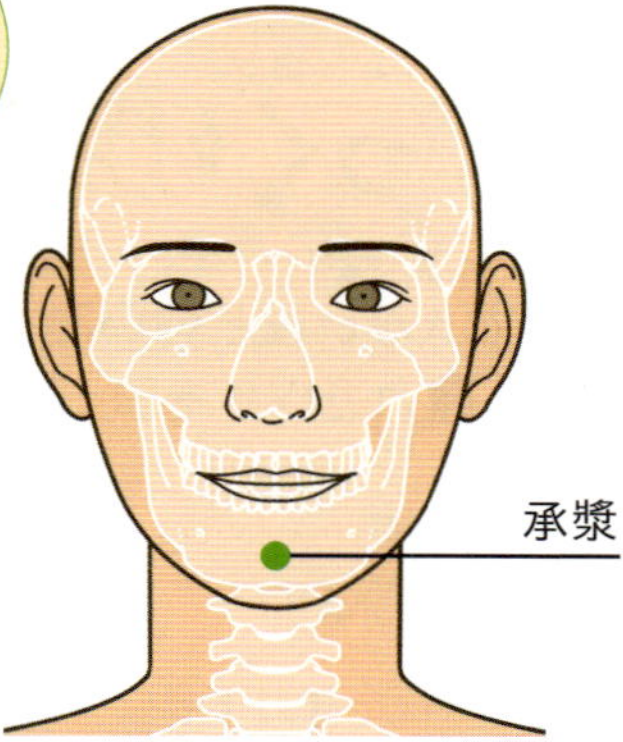

位置 下唇とあごの間、中央のくぼんだところ

押し方：口を閉じたまま、人差し指で強めに押す
回　数：3秒×3～5回

顔のトラブルは合谷におまかせ

東洋医学には「面目《めんもく》（顔面）は合谷に収める」という言葉があります。顔のどこかで炎症が出ているなら合谷を使うといいという意味です。キーンと強い刺激があるかもしれませんが、押し続けましょう。

承漿は歯痛や歯ぐきの腫れなど、口内のトラブルによいとされているツボです。

ツボプラスα

ツボ押しは一時的な痛み止めでしかありません。虫歯は治らないので、必ず歯科医院に行くようにしてください。

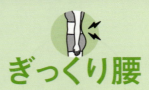

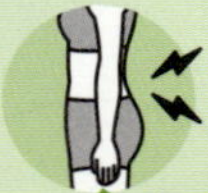

ぎっくり腰

突然、息もできないほど強い腰の痛みが！
腰から離れたツボを試してみて

委《い》中《ちゅう》

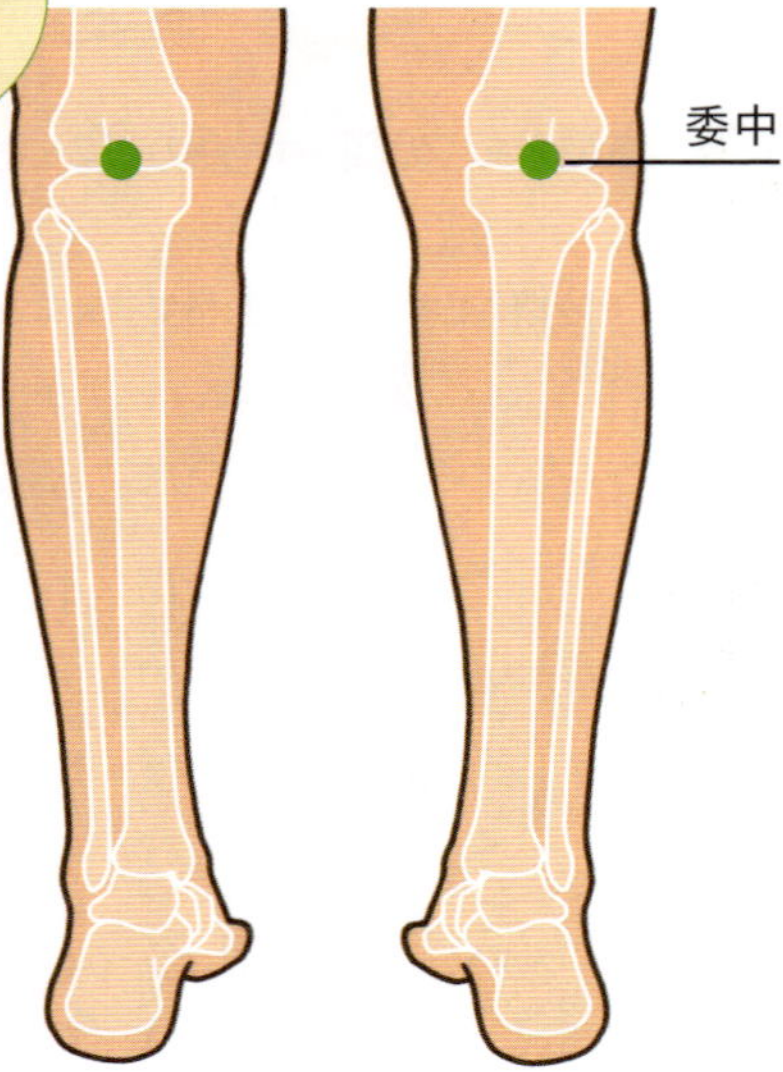

位置 ひざ裏の中央

押し方： ひざを曲げて、両手の中指と薬指で押す
回　数： 5秒×3〜5回

腰腿点《ようたいてん》

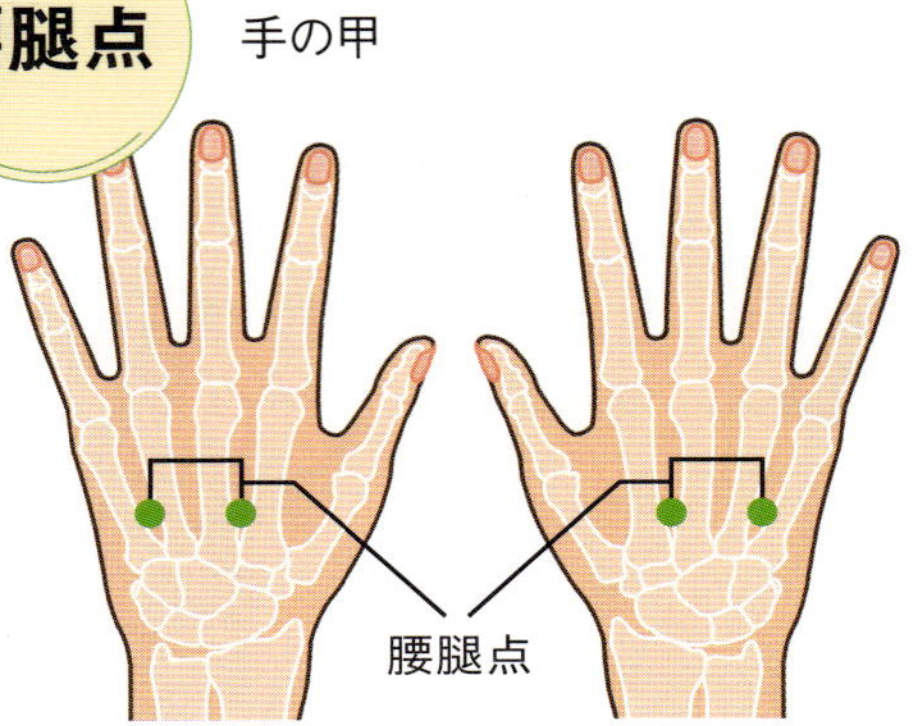

位置　手の甲に2点。人差し指と中指の間と、薬指と小指の間のくぼみの少し下

押し方：人差し指で、骨と骨の間を通すように押す
回　数：5秒×3〜5回

腰から離れたツボを使う

痛みが出ているときに、腰のツボを直接押すのはおすすめしません。委中は腰や背中の治療に使われる代表的なツボです。ぎっくり腰に限らず、腰の調子が悪いときに押すと、強い痛みが走るかもしれません。

腰腿点は手の甲にあるツボ。イタ気持ちいいくらい深めに押してあげるのがコツです。

ツボプラスα

ぎっくり腰になったら、痛みがもっとも少なくなる体勢で、まずは安静にしてください。腰のストレッチなどは逆効果です。

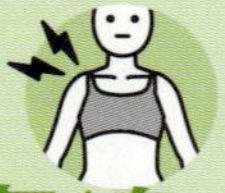

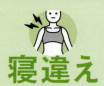

寝違え

朝起きたら左にも右にも首が回らない。
寝違えにはまず、手のツボを押して

落枕《らくちん》

手の甲

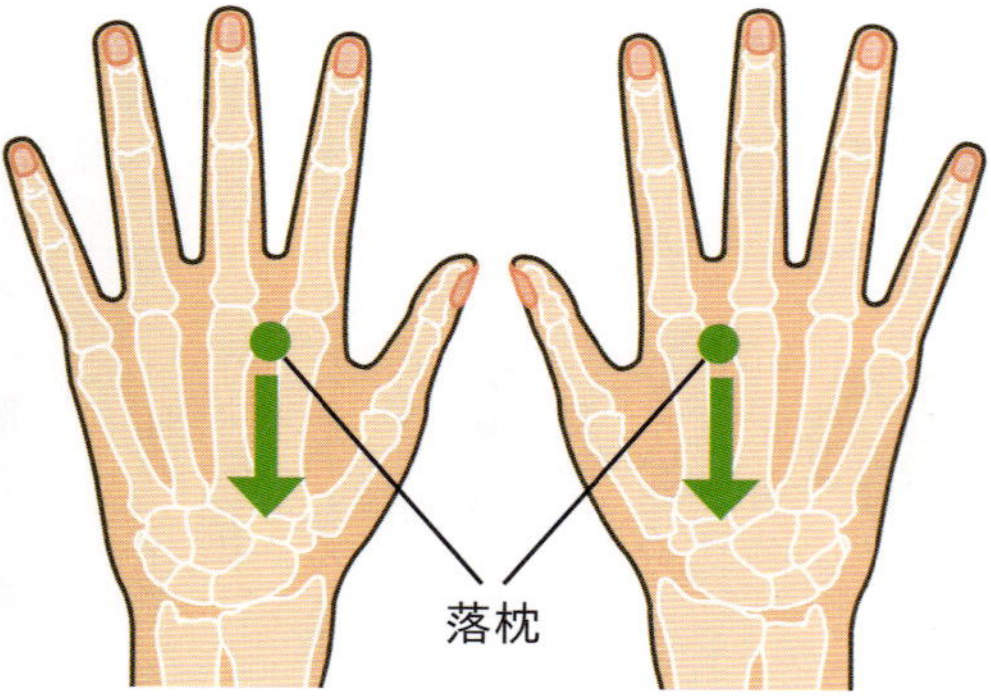

位置　人差し指と中指の間のくぼみの中央

押し方： 人差し指で、骨と骨の間を通すように押す
回　数： 5秒×3〜5回

人迎《じんげい》

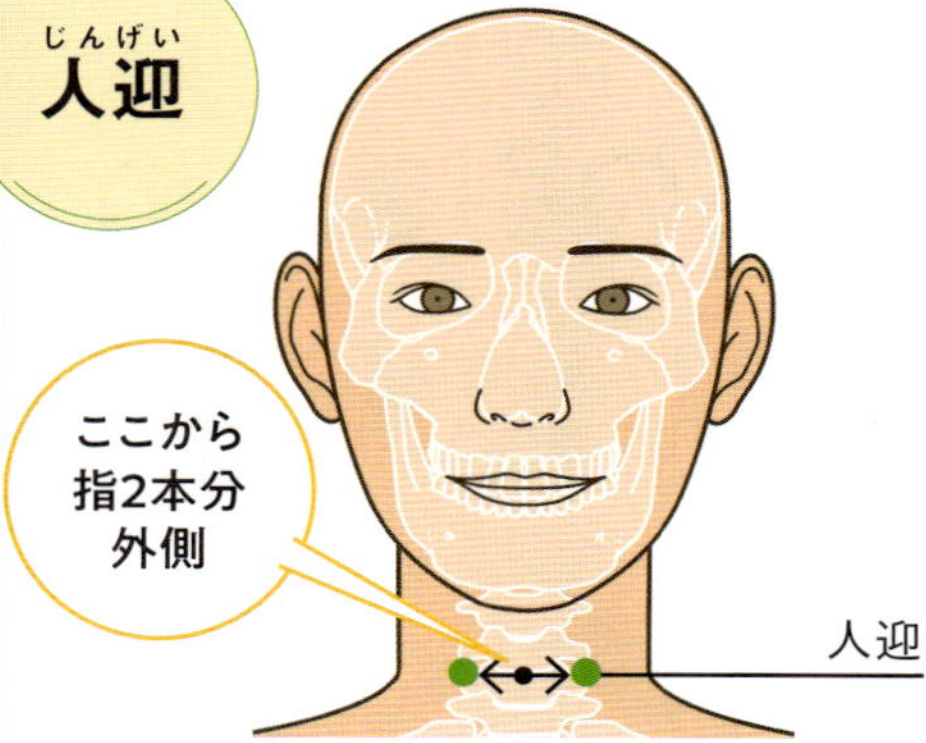

位置 のどぼとけから指2本分外側のところ

押し方：親指で首の外側に向かって押す。頸動脈《けいどうみゃく》上にあるので必ず片側ずつ押すこと

回　数：3秒×3回ほど

寝違えの有名なツボ「落枕」

落枕は中国語で「寝違え」という意味。その名のとおり、寝違え専門のツボです。ツボを探すコツとして、「腰腿点《ようたいてん》」（P55）の人差し指の方の少し上と覚えておきましょう。

人迎は首を回転させる働きをする筋肉の場所にあります。寝違えるとこのあたりがこわばっているはずです。

ツボプラスα

「寝違え」で痛くなるのは首の後ろですが、無理にもんだりストレッチしたりするのはおすすめしません。ツボを押して安静にしてください。

風邪の引き始め

ぶるっと悪寒がしたら、症状がひどくなる前に
ツボを押して身体を温めましょう

大椎《だいつい》

背面

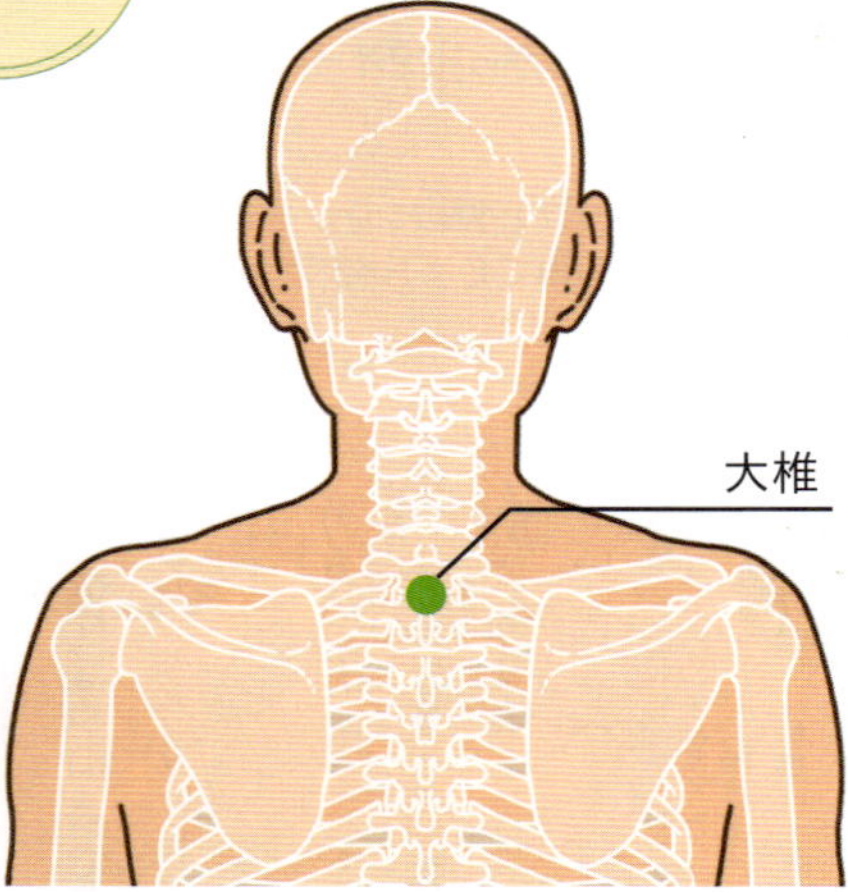

位置 うつむいたときに、首のつけ根の少し飛び出る骨のすぐ下のところ

押し方： 熱めのシャワー、温かいおしぼりなどをツボ周辺が温まるまであてる

魚際《ぎょさい》

手のひら

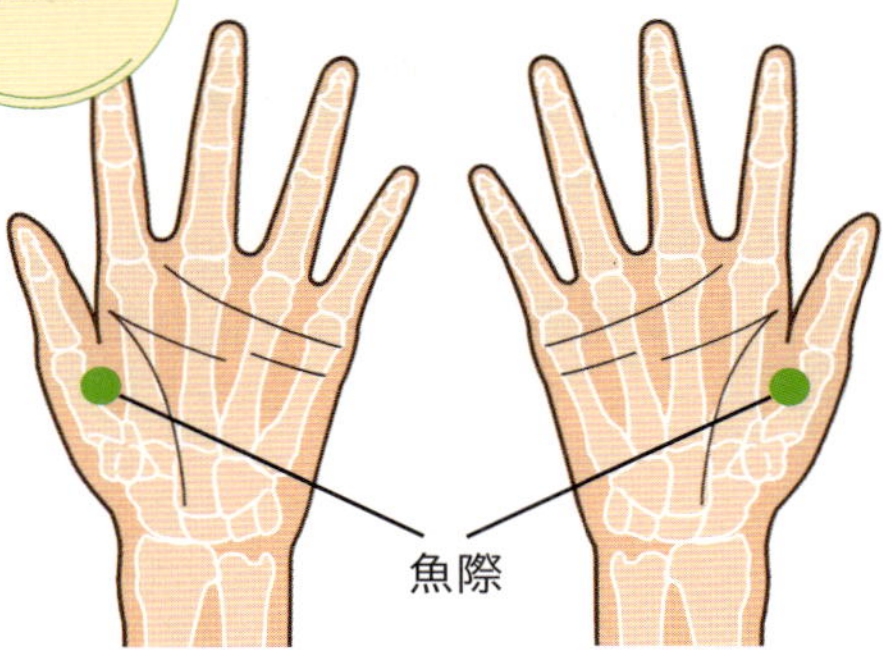

位置 親指のつけ根の盛り上がりの中央

押し方： 親指で強めに押す
回　数： 5秒×10回ほど

風邪には身体を温めるツボ

「風邪かな？」と思ったら、まずは温めましょう。大椎を温めると、全身が温まりやすくなります。ツボの場所はピンポイントではなく、大まかに「首のつけ根あたり」で大丈夫。

魚際は、中国の五行《ごぎょう》思想で火の属性を持つと考えられています。ここを押すことで身体の熱を高めることができます。

ツボプラスα

東洋医学では「風邪＝ふうじゃ」。邪が外から入ってきて身体を悪くすると考えます。西洋医学でいう風邪のウイルスのイメージです。

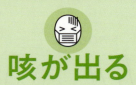

咳が出る

電車の中や仕事の会議中、咳が止まらない！
そんな突然の咳を鎮めるツボです

天突《てんとつ》

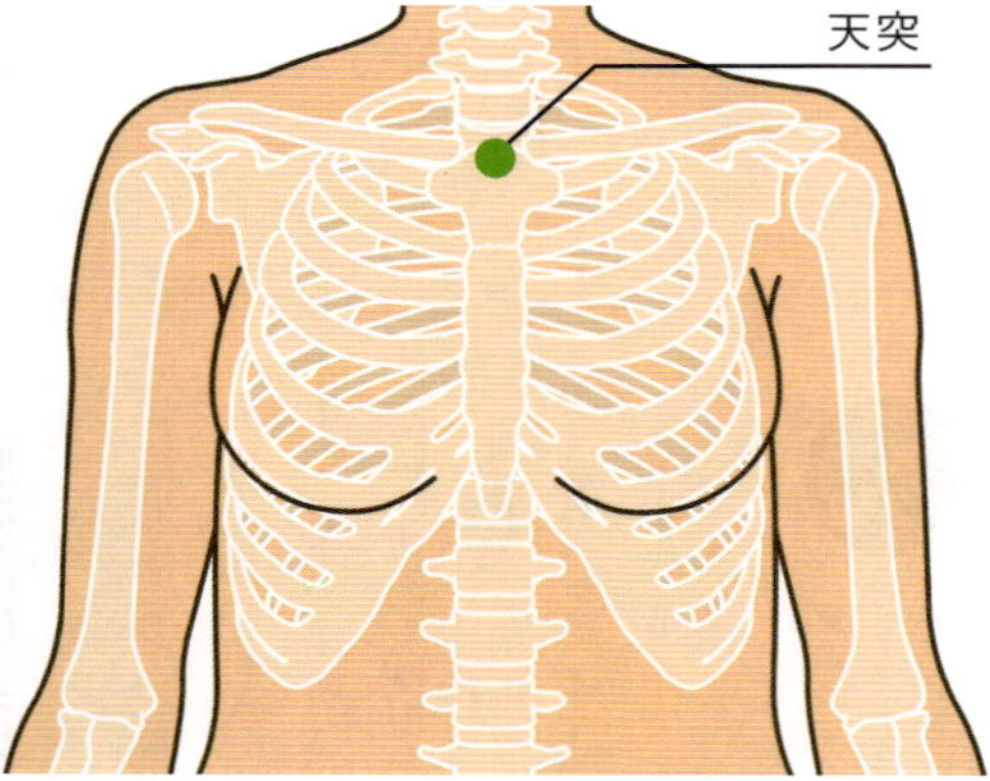

位置 左右の鎖骨の中央にあるへこみのところ

押し方：人差し指で、やさしく押す
回　数：3秒×3〜5回

魚際《ぎょさい》

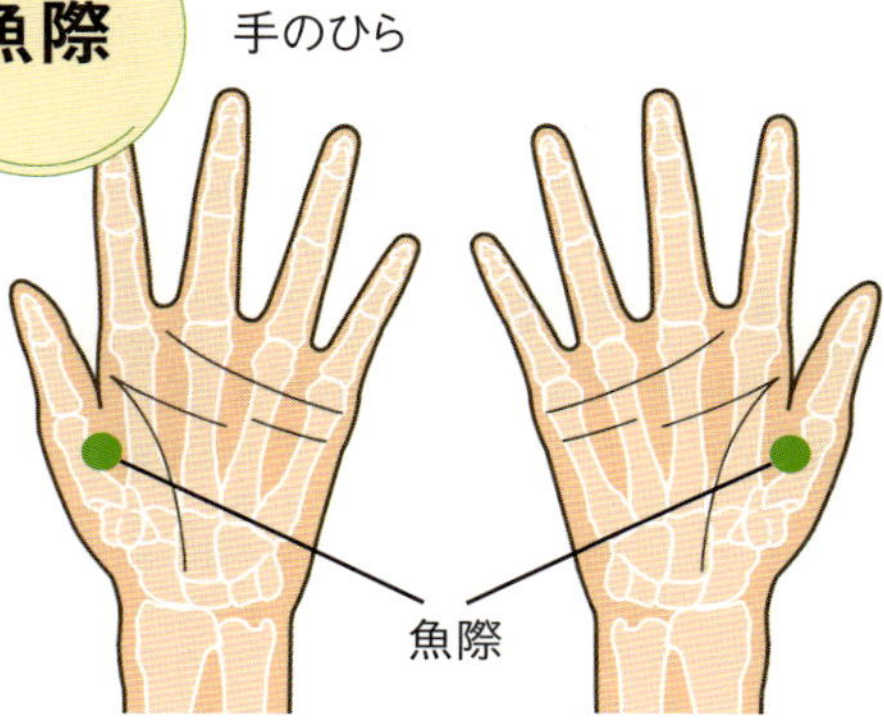

位置 親指のつけ根の盛り上がりの中央

押し方：親指で強めに押す
回　数：5秒×10回ほど

天突はやさしく押す

天突は咳やのどの痛みに効果的。気道に近いのでゆっくり軽く押すようにしてください。

魚際は手の太陰肺経《たいいんはいけい》という経絡《けいらく》に属し、呼吸器に関連するツボ。P59で魚際は火の属性を持つと解説していますが、身体を温める、咳を鎮めるという両方の働きがあります。咳は風邪の症状でもあるので便利なツボです。

ツボプラスα

天突を押す前に温かいおしぼりや熱いシャワーなどで肩甲骨《けんこうこつ》付近を温めると、より効果があるとされています。

鼻づまり

風邪や鼻炎、花粉症のとき、
鼻のつまりを素早くとるツボを紹介します

迎香《げいこう》

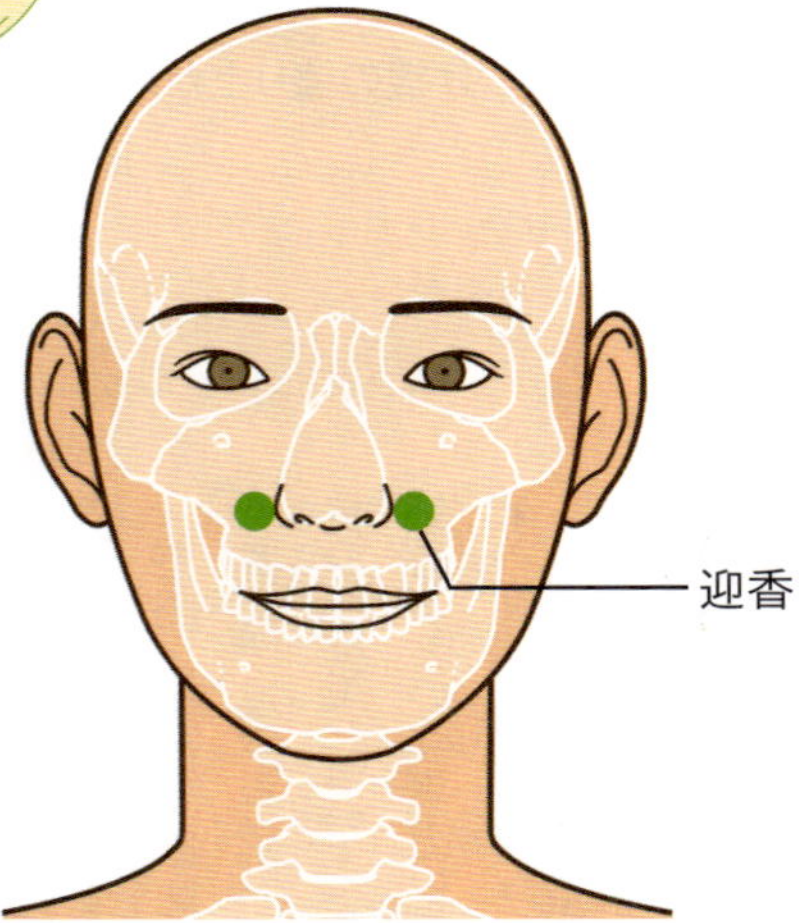

位置 小鼻の両脇の少しへこんだところ

押し方：両手の人差し指と中指で、左右のツボを同時に強めに押す

回　数：3秒×3回ほど

鼻《び》通《つう》

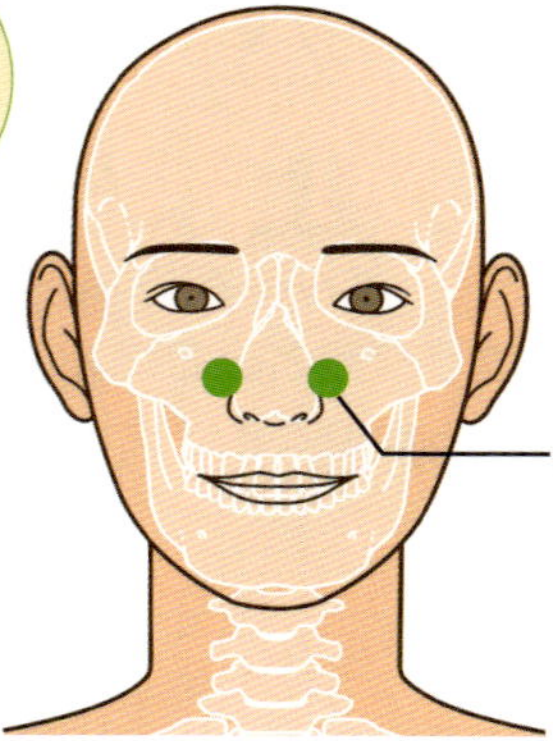

位置 小鼻の両脇の少しへこんだところ（迎香）より、やや上

押し方： 両手の人差し指と中指で、左右のツボを同時に強めに押す

回数： 3秒×3回ほど

即効性を感じられるツボ

迎香は字のごとく「香りを迎える」ために使われるツボです。鼻づまりのほかに嗅覚の異常を感じたときにも使われます。

鼻通もまた「鼻の通りをよくする」ときに使われるツボです。どちらも即効性があり、効果を実感しやすいツボ。長めに押すと効果が出やすいでしょう。

ツボプラスα

鼻がつまっていないときでも、押すとスッとします。集中力を上げたいときなどにもおすすめです。

鼻水が止まらない

ズルズル、ダラダラと出る鼻水。何度鼻をかんでも止まらないときはツボでストップ！

睛明《せいめい》

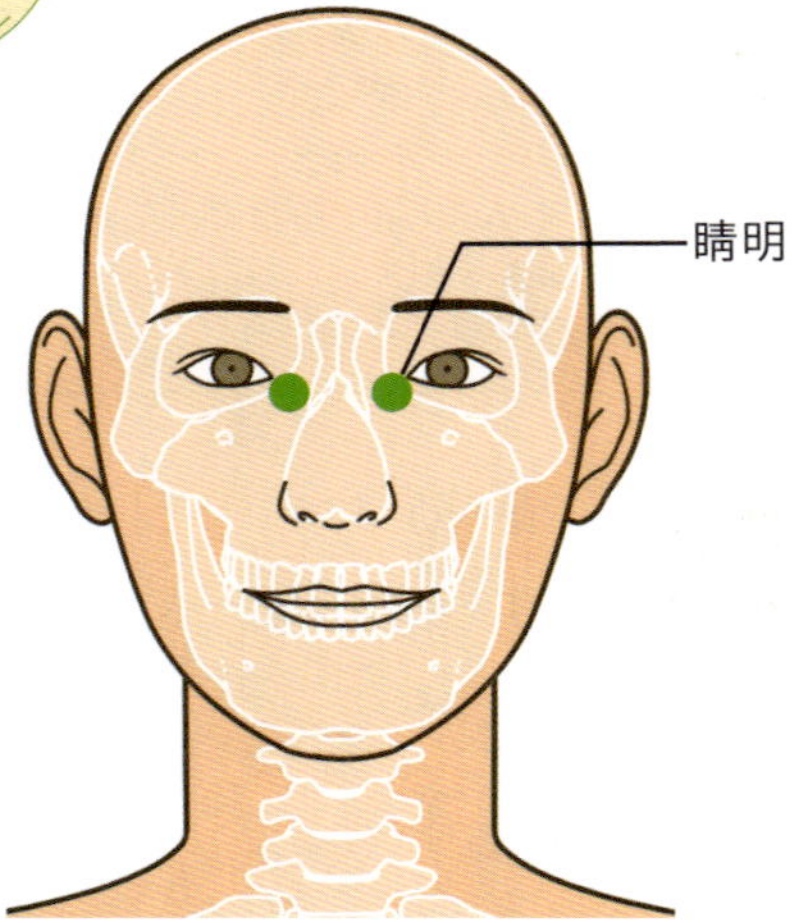

位置 鼻のつけ根、目頭の内側のややくぼんだところ

押し方： 人差し指と親指で鼻のつけ根をはさむようにして強めに押す

回　数： 3秒×3回ほど

迎香《げいこう》

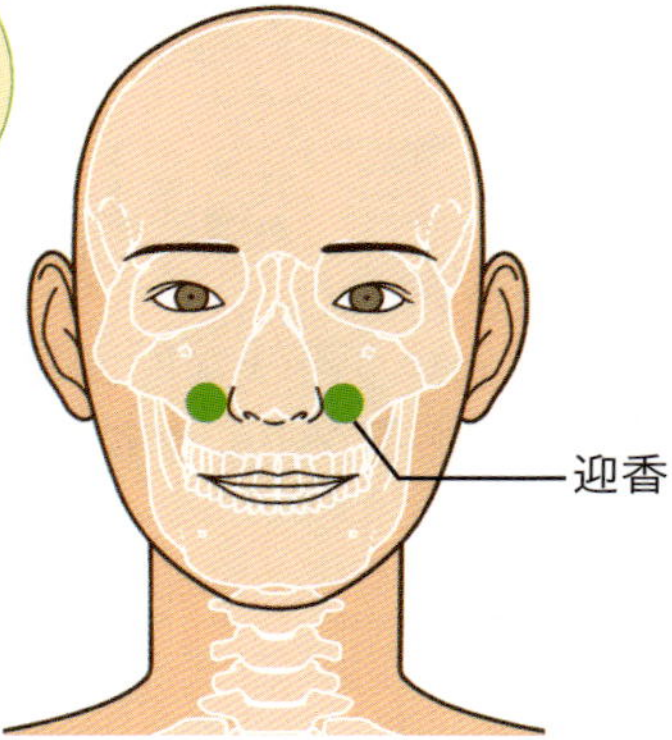

位置 小鼻の両脇の少しへこんだところ

押し方： 両手の人差し指と中指で、左右のツボを同時に強めに押す

回　数： 3秒×3回ほど

サラサラとした鼻水に効果的

睛明はサラサラとした水っぽい鼻水を止めるのによく使われます。鼻水をせき止めるつもりで、強めにつまんでください。

迎香は鼻の調子が悪いとき全般に使われるツボです。こちらも強めに押してください。一時的ではありますが、効果が実感できるでしょう。

ツボプラスα

花粉症なら合谷《ごうこく》もおすすめ。場所は親指と人差し指のつけ根の間のやわらかいところ。親指と人差し指ではさみ、20～30秒×3回ほど押してください。

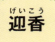

耳鳴り

「キーン」という不快な原因不明の音を
耳に効果のあるツボでやわらげましょう

翳風《えいふう》

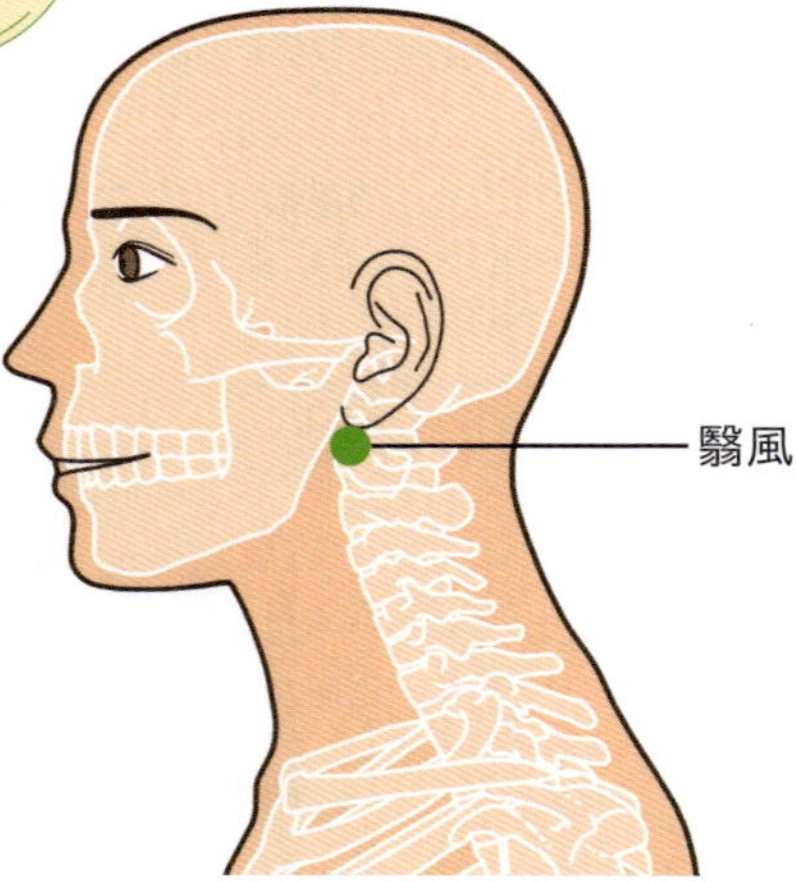

位置 耳のつけ根にある出っ張った骨のすぐ下。口を開けるとへこむところ

押し方：中指と薬指で、左右のツボを同時に首の奥に向かってゆっくりと押す

回　数：3秒×5回ほど

聴宮《ちょうきゅう》

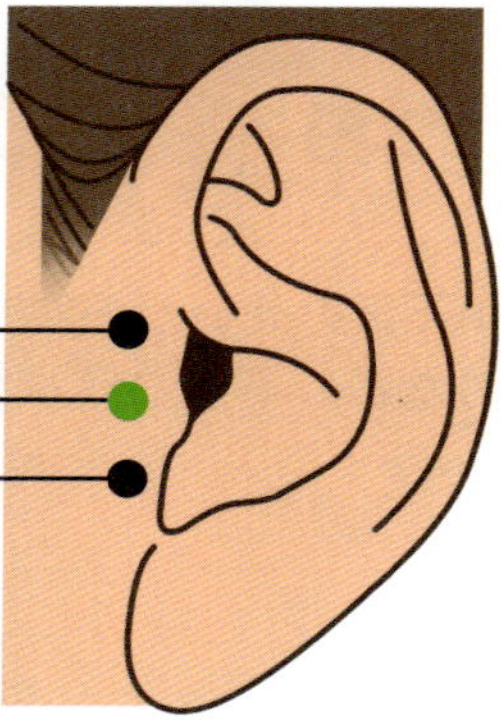

位置　耳の穴の前にある小さな突起の前。口を開けるとくぼむところ

押し方：両耳を人差し指でゆっくり押して離す
回　数：10秒×3回ほど

原因不明の耳鳴りに

翳風の周りにはリンパや細かい筋肉などが走っているため、強すぎずにゆっくりと押してください。

聴宮がある耳の前側のつけ根にはほかにも耳《じ》門《もん》（聴宮のすぐ上）と聴会《ちょうえ》（聴宮のすぐ下）というツボがあります。親指の腹で広めに押し、3つのツボを一気に刺激するのもおすすめです。

ツボプラスα

東洋医学では耳のトラブルは「腎《じん》」の不調と考えられることが多いです。黒豆など色の黒い食材を食べるといいといわれています。

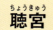

自律神経の乱れ

寝不足か天気のせいか、倦怠感、頭痛、
肩こりなどの不快な症状が……

労宮《ろうきゅう》

手のひら

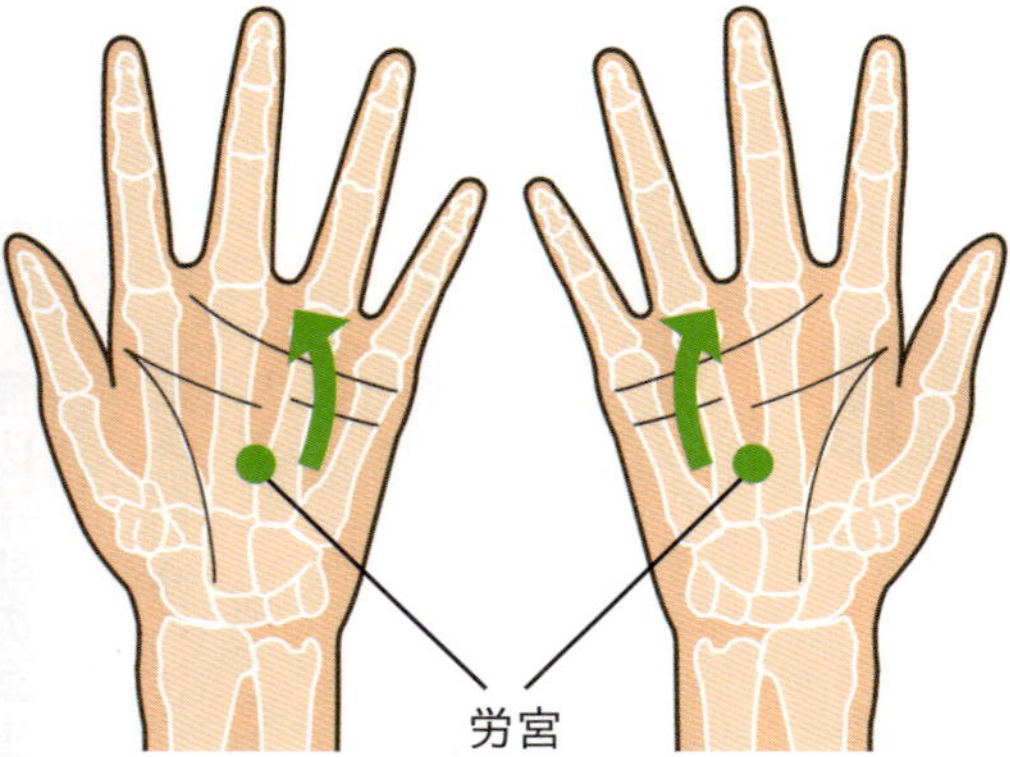

位置

中指と薬指の間、手のひらの真ん中の
くぼんでいるところ

押し方：親指で、手首のほうから指先に向かってやや強めに押す

回　数：5秒×3〜5回

内関《ないかん》

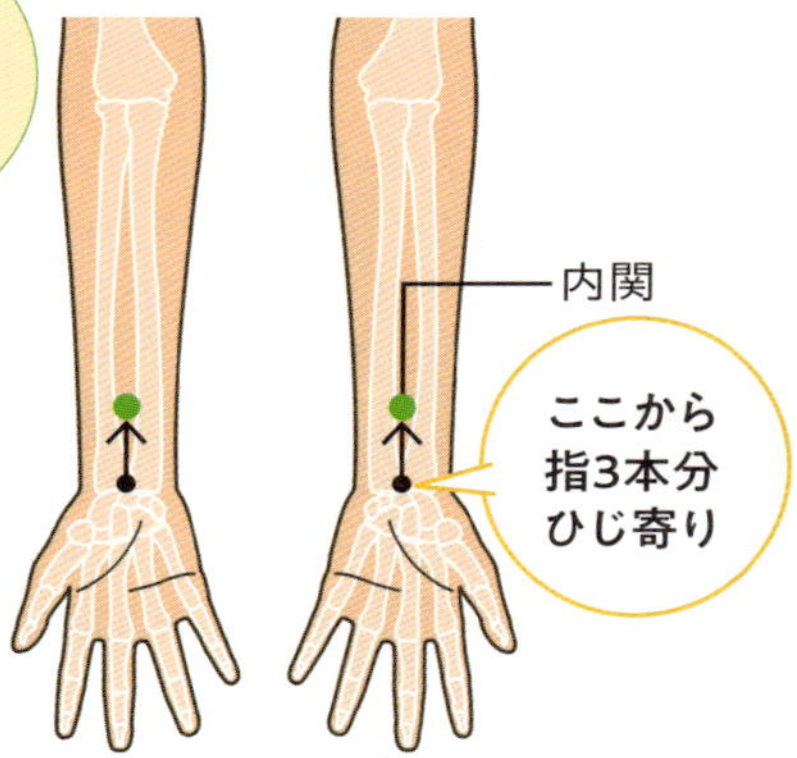

位置　手首からひじ寄りに指3本分離れたところ。腕の内側の腱の中央

押し方：親指で押す。親指以外の指は腕に添える
回　数：5秒×3〜5回

自律神経を整えるには

労宮も内関も自律神経に作用するといわれているツボです。できるだけ自分自身がリラックスできる環境で押すようにしてください。とくに労宮は気持ちがいいはずです。

自律神経とは、無意識のうちに全身を調整してくれているものです。調子が崩れたときは自分自身の調子がよかったときの生活リズムを再現するようにしてみてください。決まった時間に起きる、寝る、お風呂に入る……。そんなことが、いつもの自分を取り戻すきっかけになります。

めまい

突然目が回って頭がくらくら。
疲れからくるめまいに効果のあるツボです

和《わ》髎《りょう》

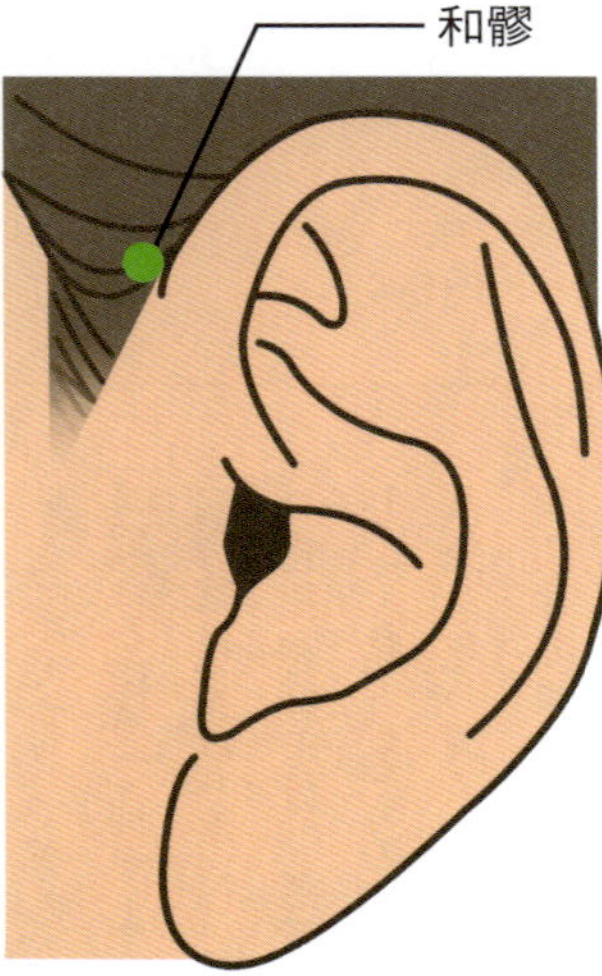

位置　もみあげと耳の間。指で触れると、脈打つところ

押し方： 親指で左右同時に押す
回　数： 3秒×3回ほど

中渚《ちゅうしょ》

手の甲

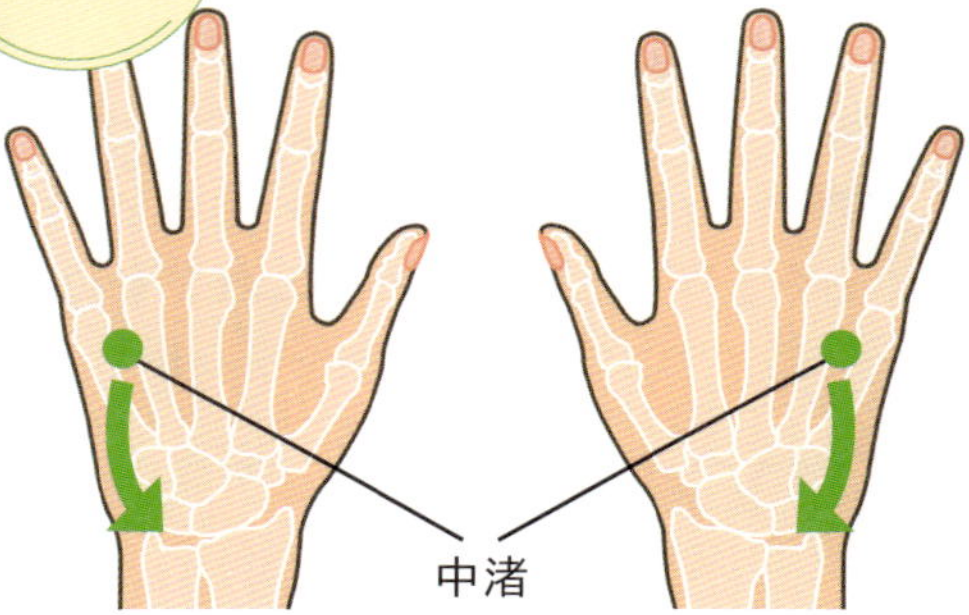

位置　薬指と小指の骨の間のへこみのところ

押し方：人差し指で、手首のほうへゆっくりと押す
回　数：5秒×3〜5回

疲れからくるめまいに

めまいにはさまざまな原因がありますが、梅雨明けや、夏の終わりなどの季節の変わり目に多く、体調の変化やストレスでめまいになる場合があります。和髎も中渚もめまいに効くとされていますが、即効性のあるものではなく、ある程度の期間押し続けて効果が感じられるもの。まずはゆっくり休んでください。

ツボプラスα

めまいは脳の疾患やメニエール病などが原因で起こることもあります。なるべく早めに医療機関への受診を検討しましょう。

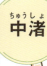

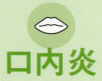

口内炎

食事のたびにあたって痛い、しみる。
つらくて早く治したいときにおすすめ

合谷《ごうこく》

手の甲

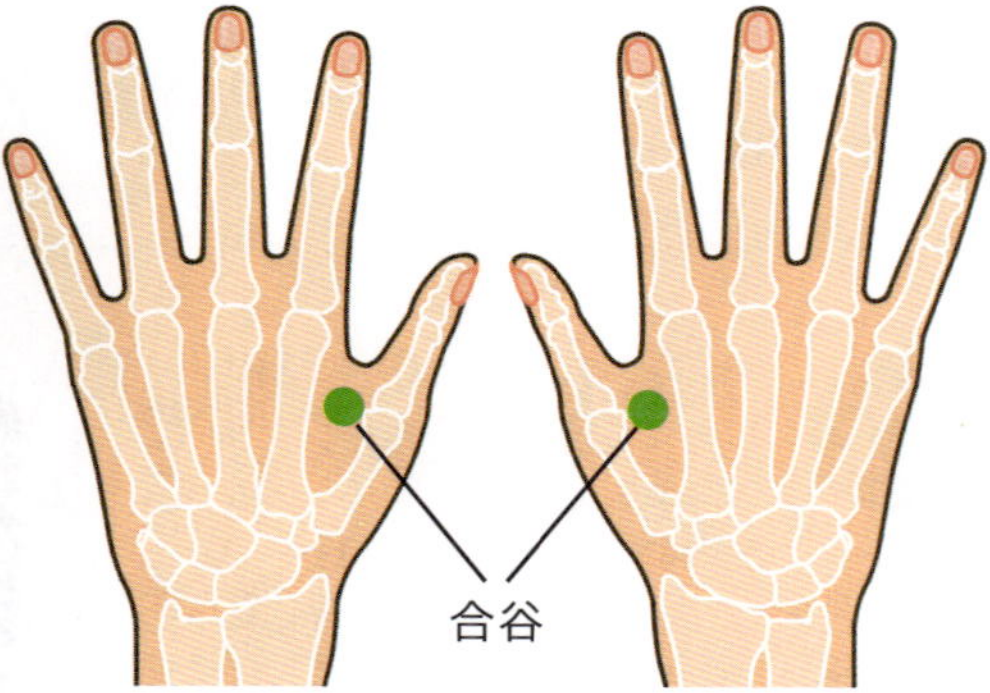

位置 親指と人差し指のつけ根の間のやわらかいところ

押し方：親指と人差し指ではさんで長めに押す
回　数：20～30秒×3回ほど

手三里《てさんり》

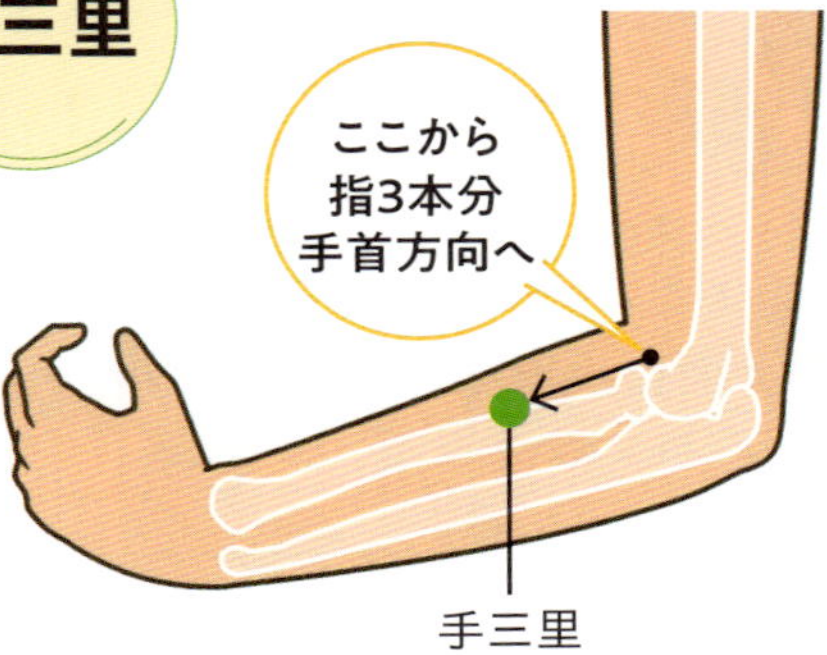

位置 ひじを曲げたときにできる横ジワから、手首の方向に指3本分のところ

押し方：手で腕全体を下から包み込むようにして、親指で押す

回　数：5秒×3〜5回

押しやすく、イタ気持ちいいツボ

合谷は顔や口の症状で使われる代表的なツボ。口内炎に効くことも非常によく知られています。手三里も口や消化器の不調をやわらげる手の陽明大腸経《ようめいだいちょうけい》という経絡《けいらく》に属しています。どちらも押しやすいのがよいところ。イタ気持ちいいくらいの圧で押してみてください。

ツボプラスα

口内炎に効くとされてはいませんが、食べすぎなど「胃の疲れ」を改善する中脘《ちゅうかん》も合わせて押してみて。へそとみぞおちの線を結んだ中間あたりです（P34）。

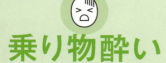

乗り物酔い

乗り物に乗るといつも気分が悪くなる。
乗る前に不安な心を整えましょう

内関《ないかん》

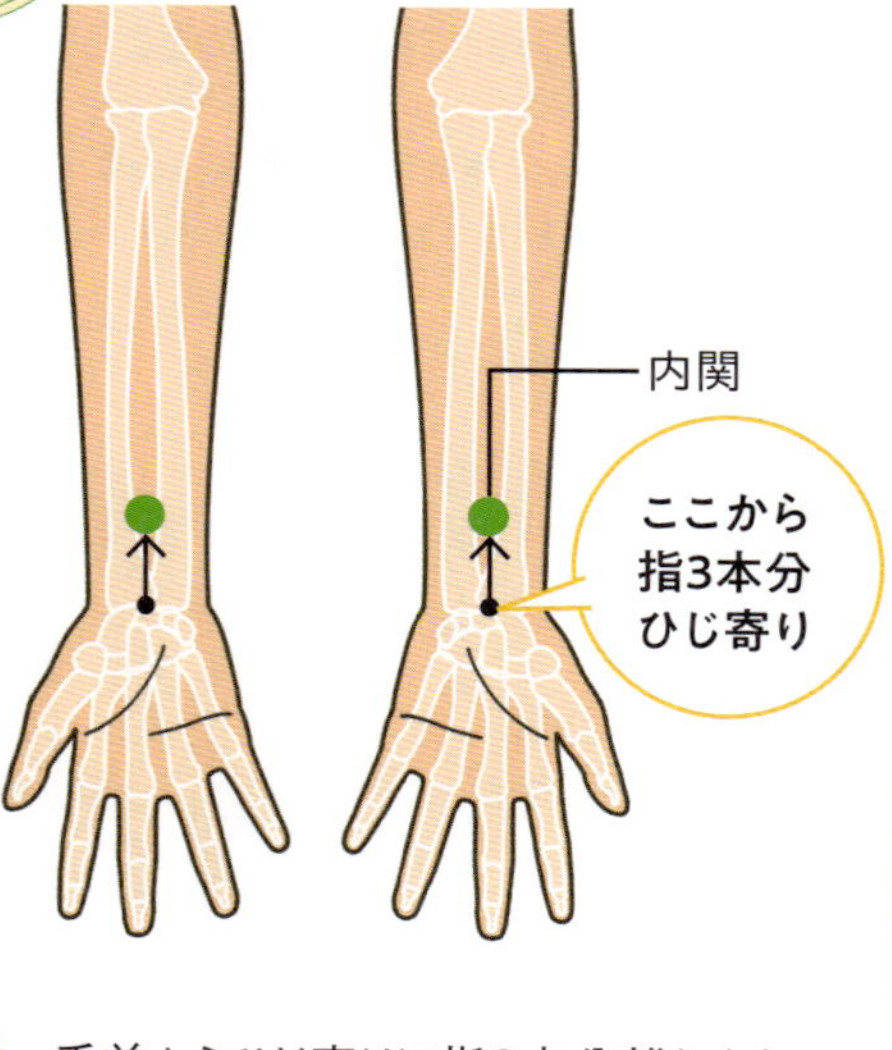

位置 手首からひじ寄りに指3本分離れたところ。腕の内側の腱の中央

押し方：親指で押す。親指以外の指は腕に添える
回　数：5秒×3〜5回

築賓《ちくひん》

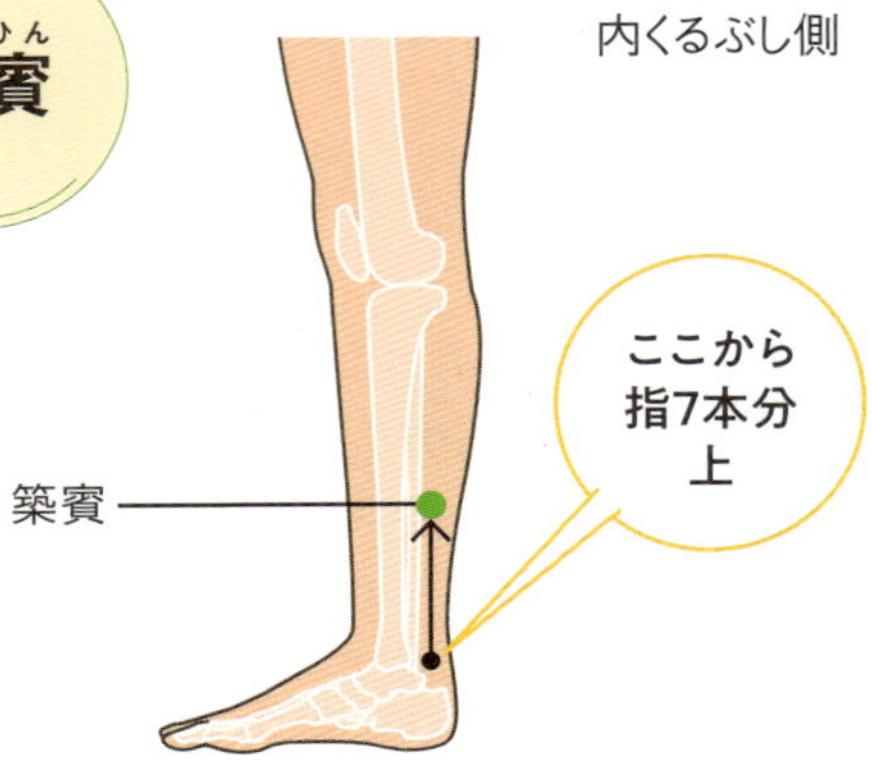

位置 内くるぶしのいちばん高い部分から、指 7 本分上のところ

押し方：すねをつかむようにして親指で押す
回　数：5秒×3～5回

乗る前にツボを押す

乗り物に弱い自覚があるなら、乗る前に内関や築賓を押しておきましょう。そして「大丈夫！」という安心感を持つことが重要。もし症状が出たときもツボを押してください。

また、乗り物酔いは自律神経ともかかわっているので「自律神経の乱れ」（P68）を参考に労宮《ろうきゅう》も押してみましょう。

ツボプラスα

乗り物酔いしそうなときは、水分を取りすぎないようにしましょう。東洋医学では過剰な「水」が症状につながると考えられています。

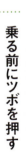

二日酔い

飲みすぎた翌日の吐き気や頭痛……。
元気を出すために「肝《かん》」を刺激！

期《き》門《もん》

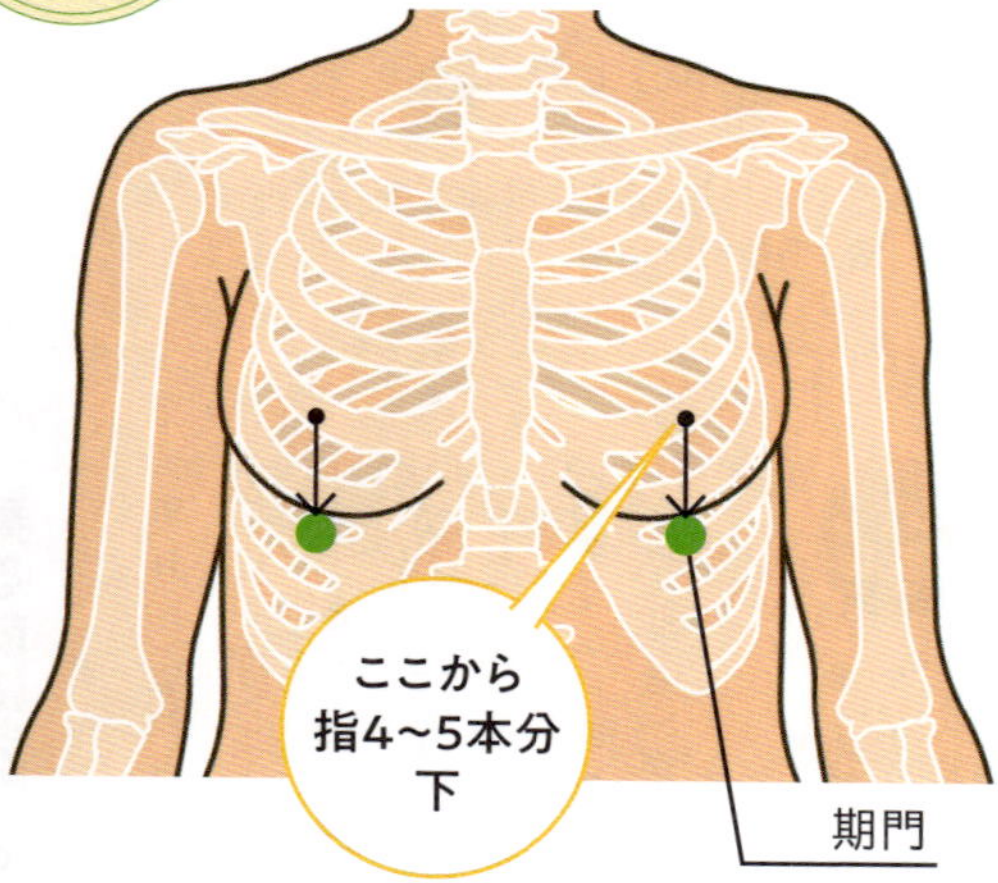

位置 乳頭から指4～５本分下のところ

押し方：片方ずつ、そっと手をあてる。位置は大まかでよい

回　数：2～3分×１回

太衝《たいしょう》

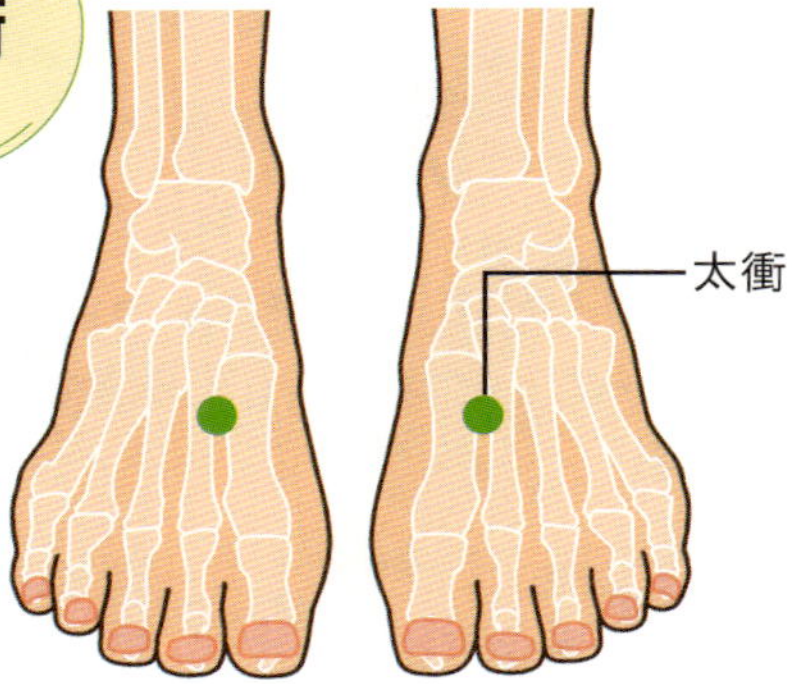

位置 足の甲。親指と人差し指の骨が交わるあたり

押し方： 人差し指で足首の方向へ深めに押す
回　数： 5秒×3～5回

肝の「募穴《ぼけつ》」と「原穴《げんけつ》」

期門は肝の「募穴」といい、臓器の状態が出るとされるツボです。肋骨の間にあり、指圧するのは難しいので、手のひらを使ってそっと温めるように触れてください。

太衝は肝の「原穴」といい、臓器の〝気〟が留まる場所。骨と骨の間を通すように深めに指圧すると、鋭い刺激があるはずです。

ツボプラスα

東洋医学においてもお酒の飲みすぎはNG。飲みすぎたお酒は「酒毒《しゅどく》」といい、身体を熱っぽくしてしまうとされるので、お酒は適度にしましょう。

鼻血

鼻を強くかんだり、どこかにぶつけて鼻血が
止まらないときは試してみましょう

大椎《だいつい》

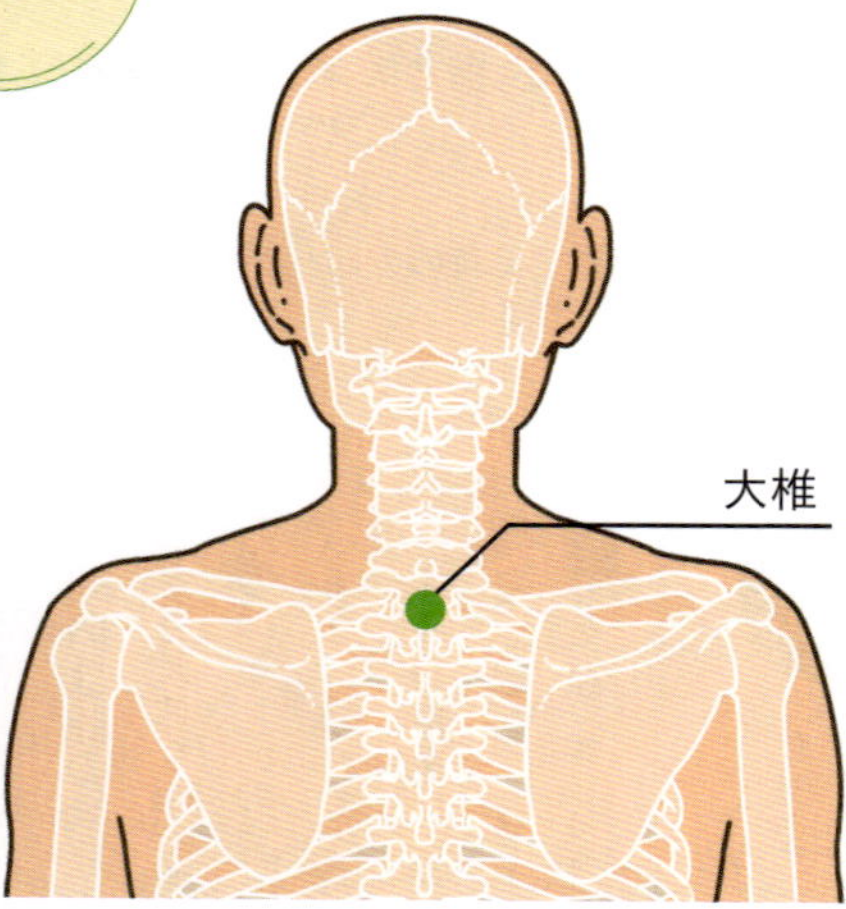

位置 うつむいたときに、首のつけ根の少し
飛び出る骨のすぐ下のところ

押し方： 両手を首の後ろに回し、両手の中指を重ねて押す

回　数： 10 秒× 3 回ほど

天柱《てんちゅう》

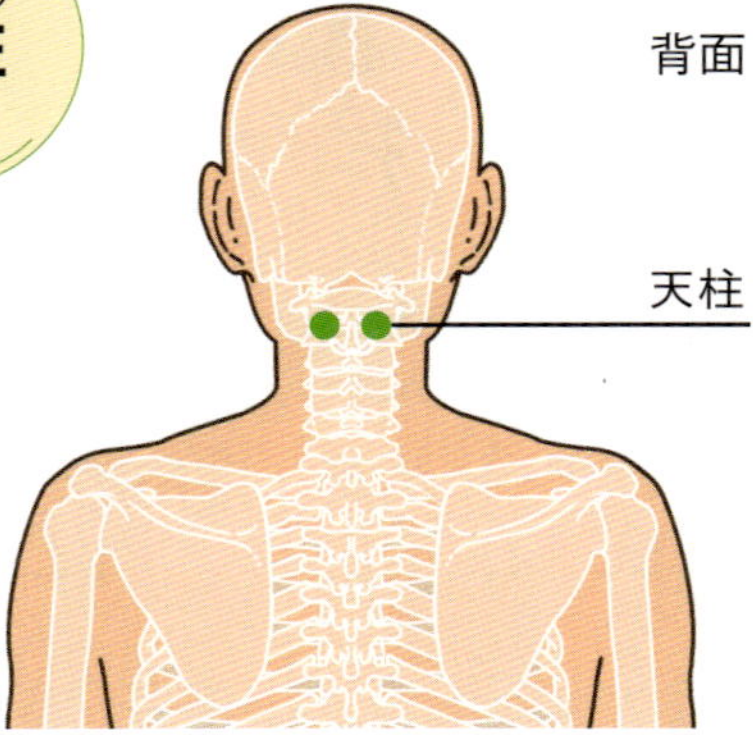

位置 首の後ろの骨の少し外側、髪の生えぎわのところ

押し方：両手を後頭部に回し、両手の親指で押す
回　数：10 秒× 3 回ほど

鼻血は首の周りのツボを押す

まずは鼻にティッシュをつめて、大椎を押してください。このツボは上を向くと押しやすいのですが、鼻血がのどに流れ込んでしまうので、上は向かないように押します。数分経っても止まらなかったら、次に天柱を試してみてください。早めに止まるはずです。

ツボプラスα

「のぼせ」（P170）が原因で鼻血が出ることもあります。その場合は太衝《たいしょう》を押しておきましょう。足の甲の親指と人差し指の骨が交わるあたりにあります。

痔

便秘や下痢で出血してびっくりすることが！
痔におすすめのツボがあります

百《ひゃく》会《え》

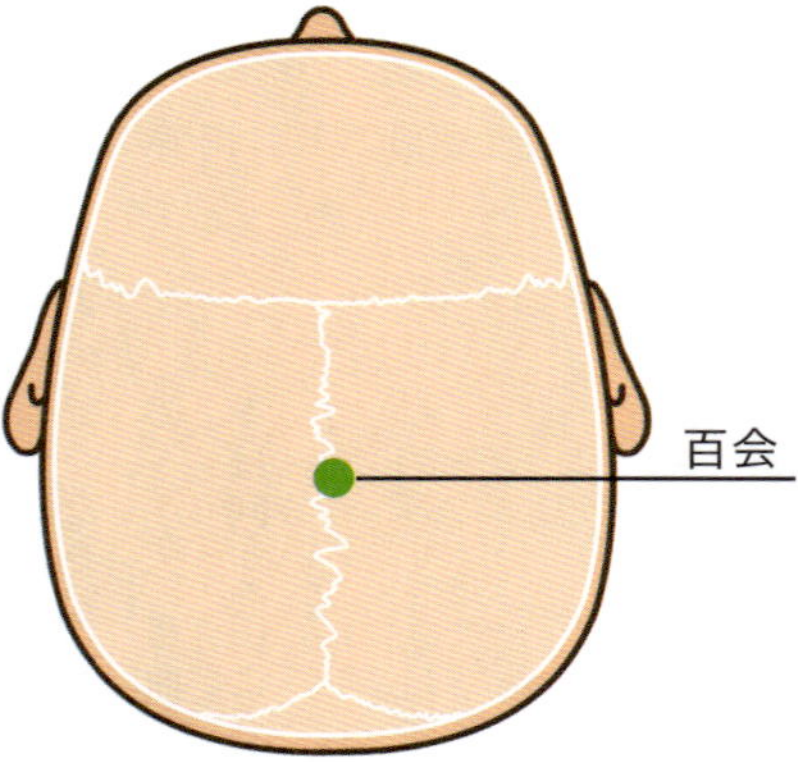

位置 頭のてっぺん。頭頂部の中央

押し方： 両手の中指と薬指を使ってやさしく押す
回　数： 3秒×3～5回

孔最《こうさい》

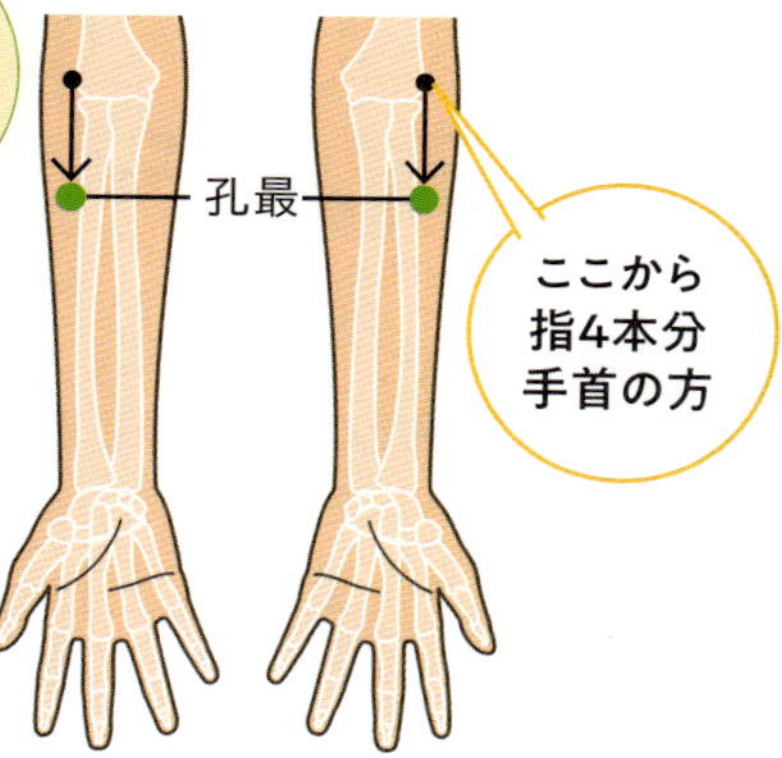

位置：前腕《ぜんわん》の内側、親指側。ひじ関節から指4本分、手首に向かったところ

押し方：親指で強めに押す
回　数：5秒×3〜5回

肛門の不調は頭頂部を刺激

痔に効くツボとしていちばん有名なのは百会です。頭のてっぺんにある百会は身体中の陽の気が交わる場所といわれています。自律神経の乱れや不眠症にも効果的です。

孔最も痔に効果的なツボとして知られています。痔の症状がある人は、ここがかたくなっていることがあります。

ツボプラスα

ツボ押しは「痔になりやすい体質」を改善するもの。血が出ていたり、痛みが激しかったりする場合は医療機関への受診をおすすめします。

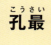

夏バテ

夏の暑さに負けてぐったりしたときは、
胃腸を整えるツボを押しましょう

前谷《ぜんこく》

手の甲

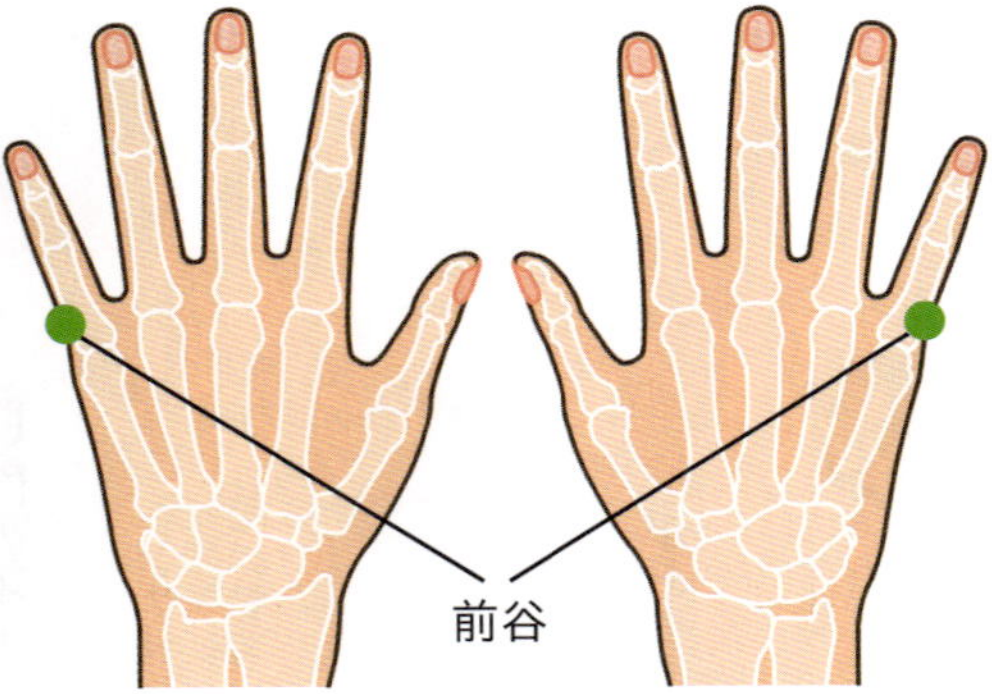

位置 小指のつけ根の外側で、少し指先の方にあるへこみ

押し方：親指でやさしく押す
回　数：5秒×3〜5回

中脘《ちゅうかん》

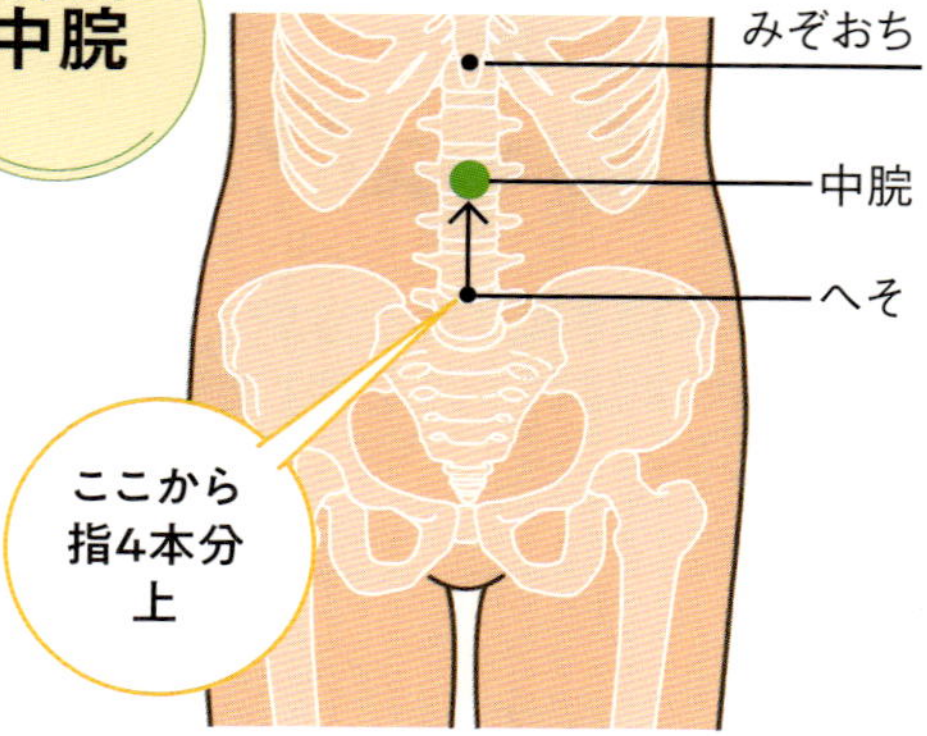

位置　へそとみぞおちの線を結んだ中間で、へそから指4本分上のところ

押し方：仰向けになって薬指と中指でやさしく押す
回　数：5秒×3〜5回

熱っぽさをとり、消化器を回復

暑さで身体がダルくなります。まずは身体にこもった熱をとるという前谷を押してみましょう。「栄水穴《えいすいけつ》」といい、「水」の性質を持っているツボです。

夏は消化器の調子も悪くなりがち。胃の調子を整える中脘も押してみましょう。胃がスッキリすると身体全体が元気になります。

ツボプラスα

熱をとる方法を解説しましたが、クーラーで体が冷えきっていることもあります。その場合は、首のつけ根の大椎《だいつい》（P58）を温めてみてください。

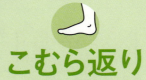

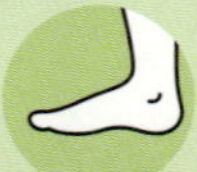

こむら返り

寝ているとき、いきなり脚が痙攣《けいれん》を起こした！
あわてず脚のツボを押してみて

承山《しょうざん》

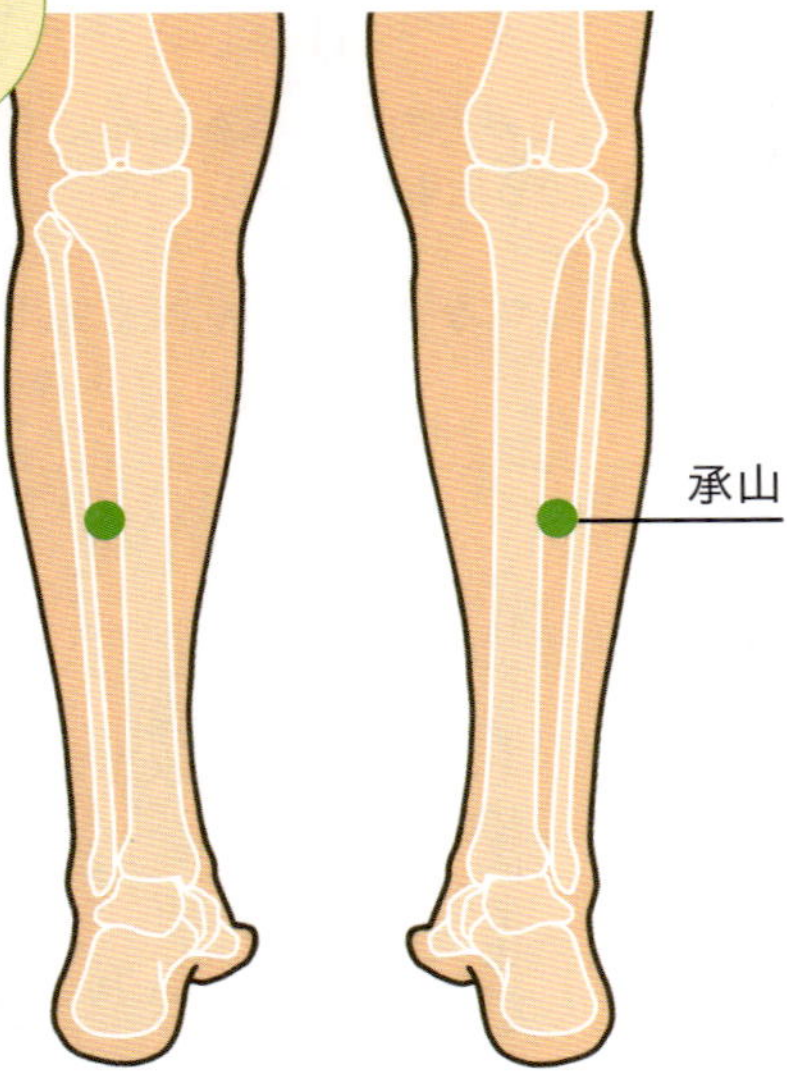

位置 ふくらはぎの中央で、もっともふくらんでいるところ

押し方：座ってひざを立て、両手の中指と薬指で押す
回　数：5秒×3〜5回

足《あし》三《さん》里《り》

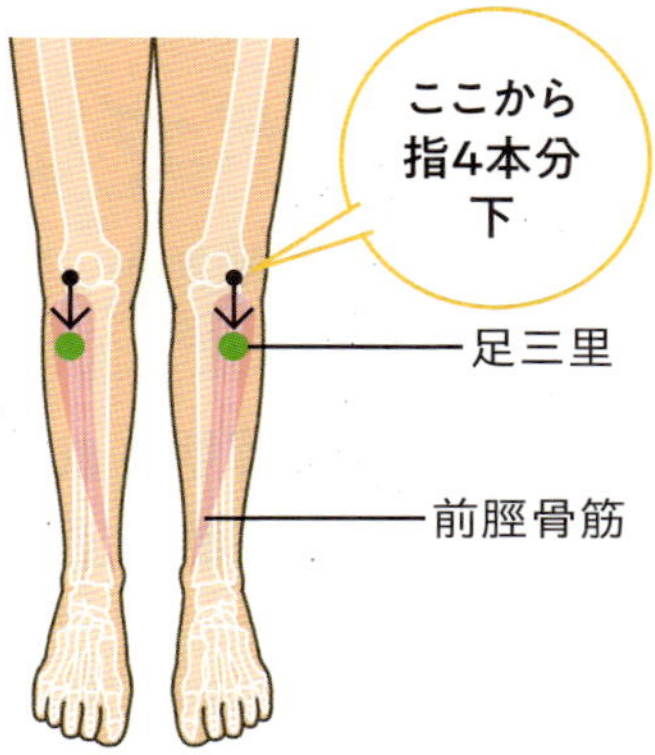

位置 ひざのおさらの外側から指4本分下がった、へこんでいるところ

押し方：ひざを立てて座って、両手の親指を重ねてやや強めに押す

回　数：5秒×3～5回

こむら返りにはふくらはぎを指圧

承山はふくらはぎそのものを刺激するツボです。ちょっと痛いツボなので、やさしく押してください。

足三里はふくらはぎのちょうど裏側にある前《ぜん》脛《けい》骨《こっ》筋《きん》を刺激するツボ。こむら返りを起こしているときはここがかたくなっている可能性が高いです。じっくりとよく押しておきましょう。

ツボプラスα

こむら返りの原因にミネラル不足や、冷えなどがあります。よくこむら返りを起こす人は、食生活や温度管理なども見直してみてください。

COLUMN 2

ツボでなぜ痛みがやわらぐのか

科学で解明されつつあるツボの働き

ツボを押すとなぜ痛みが緩和されるのか、不思議ですよね。東洋医学の神秘といってしまえばそれまでですが、科学的に説明がつくものもあるんです。

痛みという感覚は、神経が脳に伝えるものです。ところが、痛いところを押すと、神経が「痛みの感覚」よりも「押されている感覚」を優先して脳に届けることがあります。

例えば、腰が痛いときにツボを押すと、神経は「押されている気持ちよさ」を脳に届け、「痛みの感覚」を脳に届けるのはいったん後回しにします。その結果、私たちは「痛みがやわらいだ」と感じるのです。

この性質のことを「ゲートコントロール」といいます。もちろん、ツボの効果は痛みの緩和だけではなくさまざまなものがあり、ゲートコントロールで説明できるのはツボの効果のほんの一部だけです。しかし、今後もっとたくさんのことが科学によって明らかになっていくことでしょう。

第3章

さまざまな悩みを消してくれるツボ

男女特有の悩み、加齢による不調、美容の悩みなど、悩みによっては誰かに相談しにくいこともあるかもしれません。病気とはいえない不調なら、まずはツボ押しを試してみて。

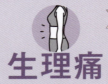

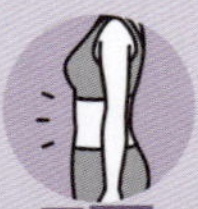

生理痛

生理のたびに起こる痛みは憂うつ……。
女性のお守りになるツボを覚えておいて

三陰交《さんいんこう》

内くるぶし側

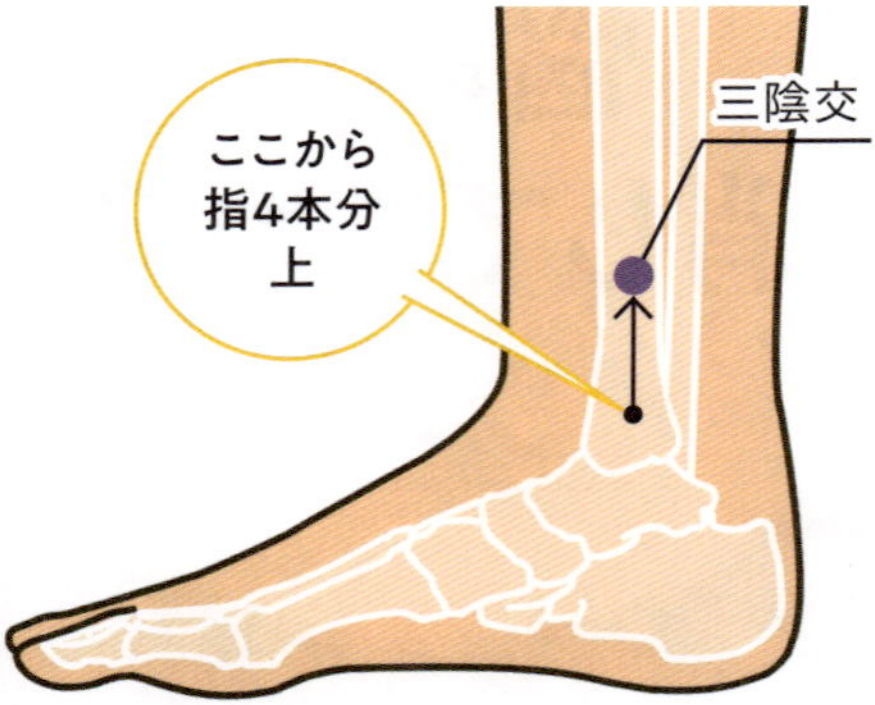

位置　足の内くるぶしの中心から指4本分上のところ

押し方：両手の親指を使い、やさしく押す
回　数：3秒×3〜5回

血海《けっかい》

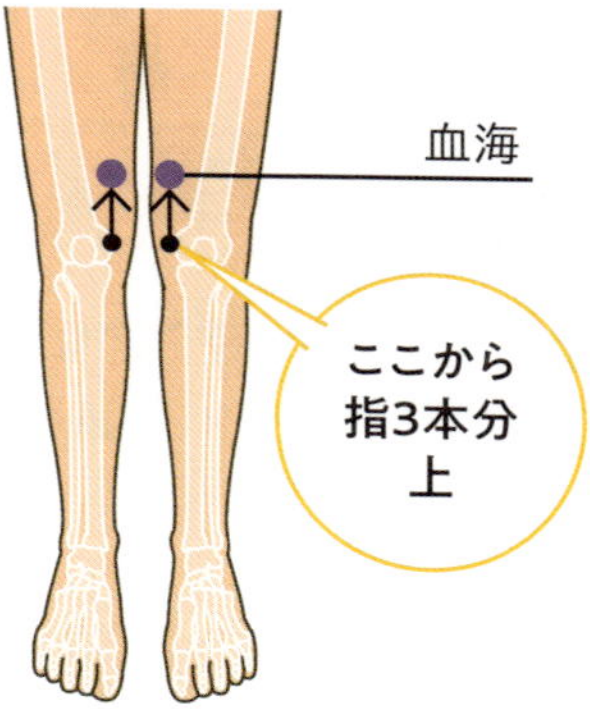

位置 ひざのお皿の内側から指３本分上のところ

押し方：イスなどに座って、上からつかむようにして親指で押す

回　数：3秒×3〜5回

女性の悩みに定番のツボ

三陰交は生理痛や女性の悩み全般に効くツボ、血海は血液循環に関連するツボとして知られています。どちらも生殖器に関する足の太陰《たいいん》脾《ひ》経《けい》という経絡《けいらく》に属しています。

両方とも、押すのもいいのですが、温かいおしぼり、カイロ、市販の温灸《おんきゅう》などを使って温めるのもおすすめです。

ツボプラスα

日頃のストレスや生理痛への嫌悪感で痛みが悪化することもあります。痛みがくる前にツボを押しておくのもおすすめです。

生理不順

生理の周期が不安定になると心配に。
ツボで身体を温めましょう

然谷《ねんこく》

内くるぶし側

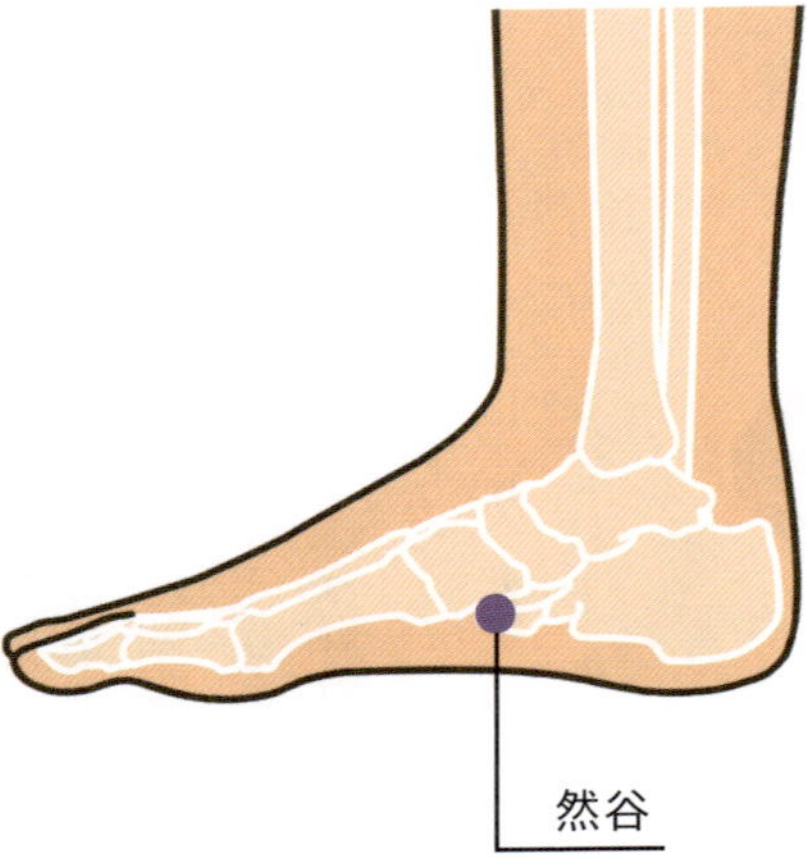

位置 土踏まずのいちばん高いところにある骨のくぼみ

押し方：両手の親指でやさしく押す
回　数：5秒×3〜5回

三陰交《さんいんこう》

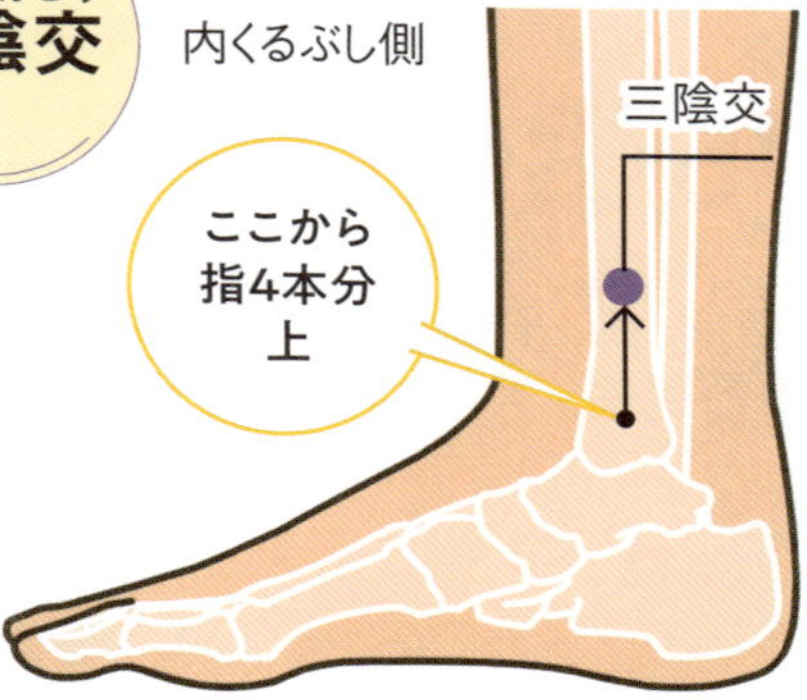

位置 足の内くるぶしの中心から指4本分上のところ

押し方： 両手の親指を使い、やさしく押す
回　数： 3秒×3〜5回

足のツボから身体を温める

然谷は「栄火穴《えいかけつ》」という五行《ごぎょう》で火の属性を持っているツボ。刺激すると足から身体全体を温め、生理不順を改善するとされています。

三陰交は女性の悩み全般に使用される「婦人科系の名穴《めいけつ》」。両方とも押すだけでなく、市販の温灸《おんきゅう》などで温めるのもおすすめです。

ツボプラスα

「生理痛」（P88）で紹介した血海《けっかい》もおすすめ。三陰交から血海までの膝の内側のラインを手のひらで軽くもむのもいいでしょう。

PMS（月経前症候群）

頭痛、イライラ、乳房の腫れなど、
生理前に悩まされる不快な症状を改善

神門《しんもん》

手のひら

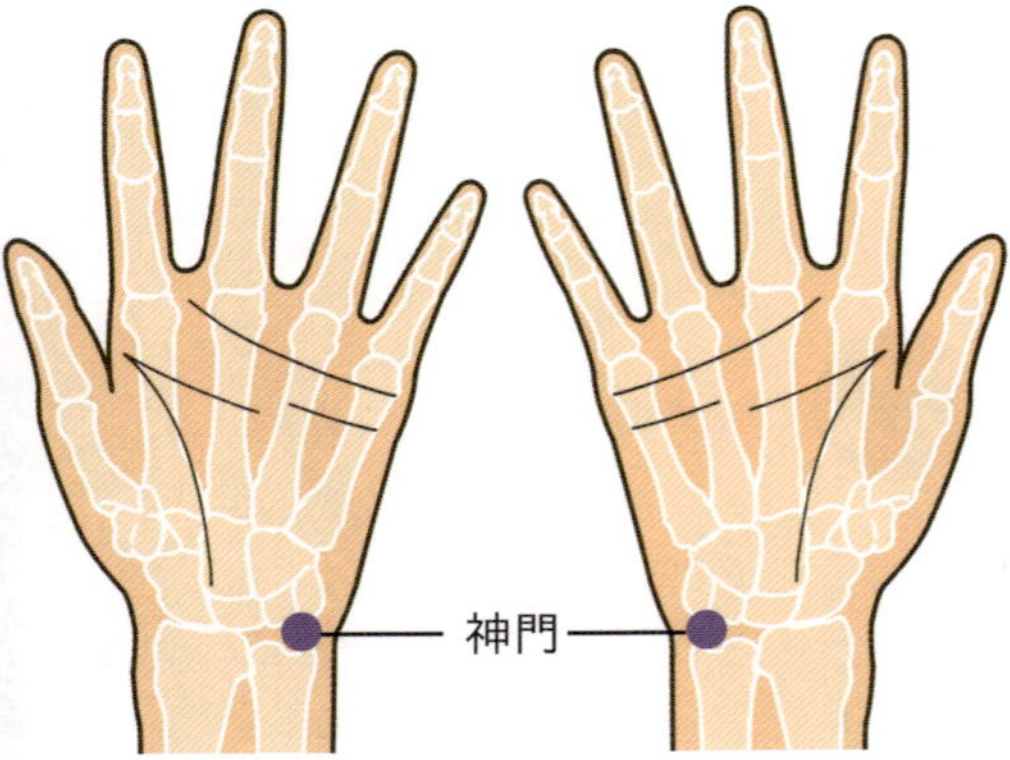

位置 手首の横じわの小指側にあるくぼみ

押し方：親指でゆっくりと押す
回　数：20〜30 秒×1 回

百《ひゃく》会《え》

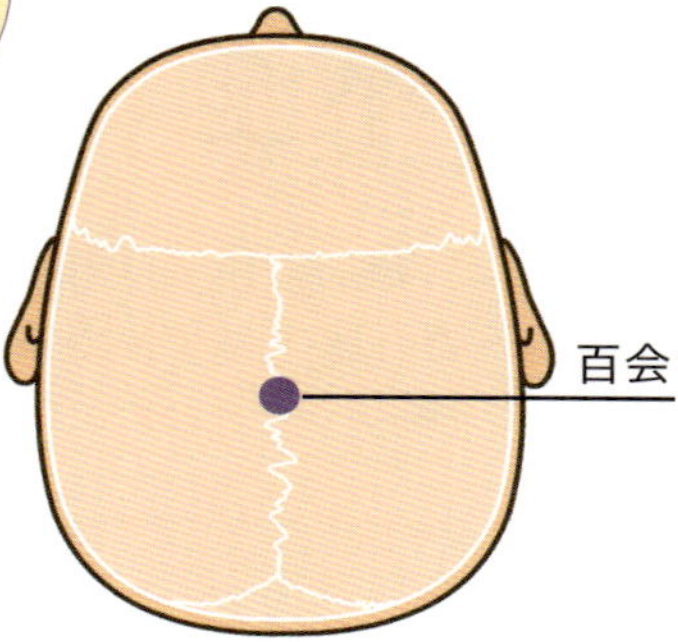

位置 頭のてっぺん。頭頂部の中央

押し方：両手の中指と薬指を使ってやさしく押す
回　数：3秒×3〜5回

心を整えてイライラを解消

神門の「神」は心のことで、精神活動に関連するツボといわれています。イライラや不安感などを取り除くときに、真っ先に名前があがるツボです。

百会はストレスなどに効くといわれているツボ。こちらは押すだけでなく、温かいおしぼりなどを使って温めるのもおすすめです。

ツボプラスα

「早く治そう」という焦りがPMSを悪化させてしまうこともあります。いったん深呼吸をして、「不調な自分を受け止める」ことも重要です。

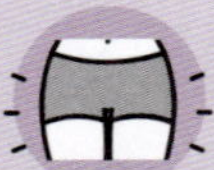

勃起不全（ED）

加齢や病気、薬の副作用、心理的要因などの原因が。悩んだらまずはツボを試してみて

大赫《だいかく》

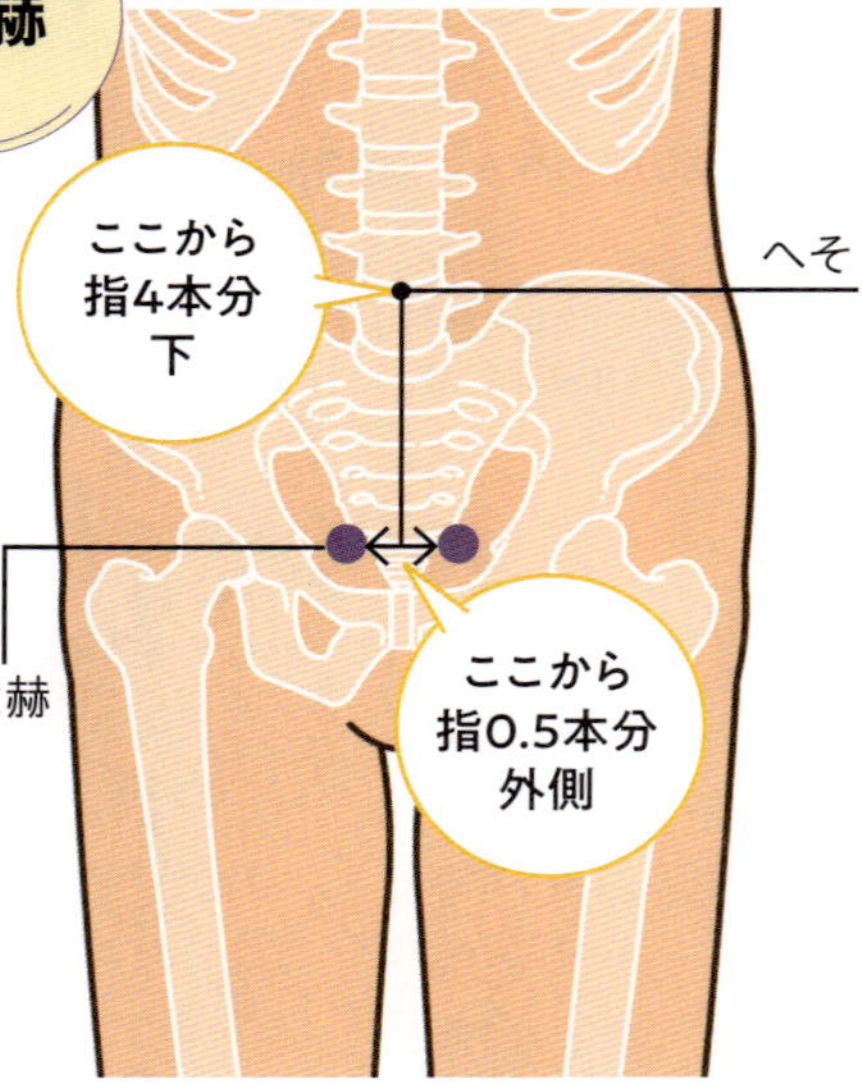

位置 へそから指4本分下、そこから指 0.5 本分外側のところ

押し方：仰向けになって、薬指と中指でやさしく押す
回　数：5秒×3～5回

中極《ちゅうきょく》

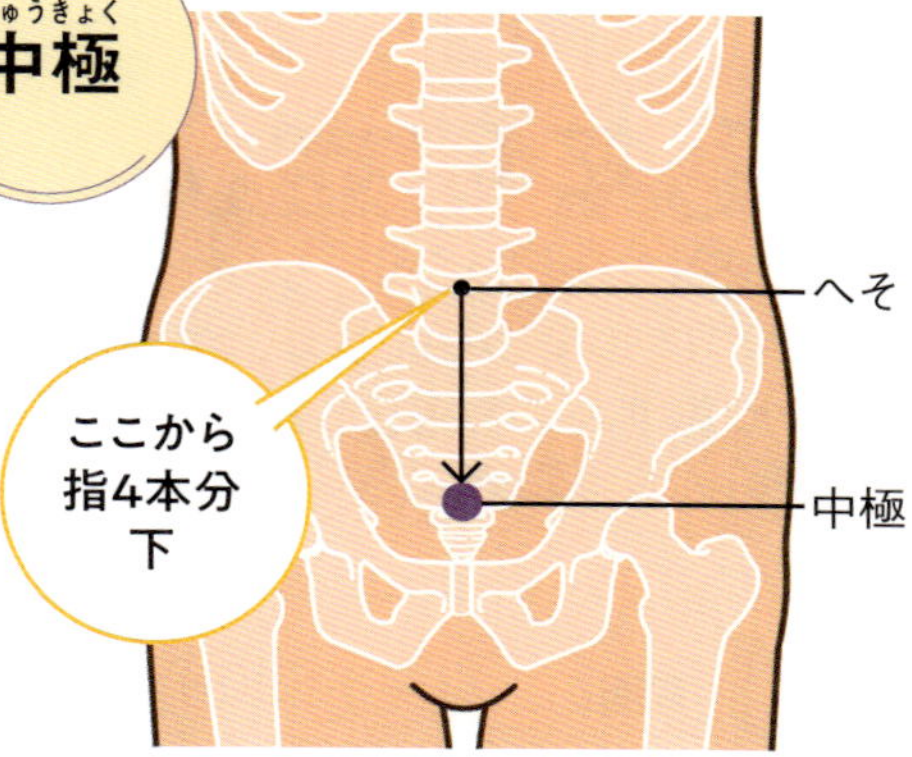

位置 へそから指4本分下のところ

押し方：仰向けになって、薬指と中指でやさしく押す
回　数：5秒×3〜5回

精力アップの代表的なツボ

大赫には「盛んで勢いがある」という意味があります。男性の精力アップのツボとして非常に有名です。

中極は泌尿器全般に効能があるとされています。大赫と中極はとても近くにあるツボ。どちらも押しておきましょう。

ツボプラスα

東洋医学では腎《じん》の働きが悪くなる（腎虚《じんきょ》）ことで、精力が減退すると考えられています。男性は40歳くらいから腎虚になりやすくなります。腎の働きを助けるのは、黒豆など、黒い食材を食べるといいとされています。

更年期症状

ほてりやのぼせなどの症状が止まらない。
いつ終わるの? 毎日しんどいな

命門《めいもん》

背面

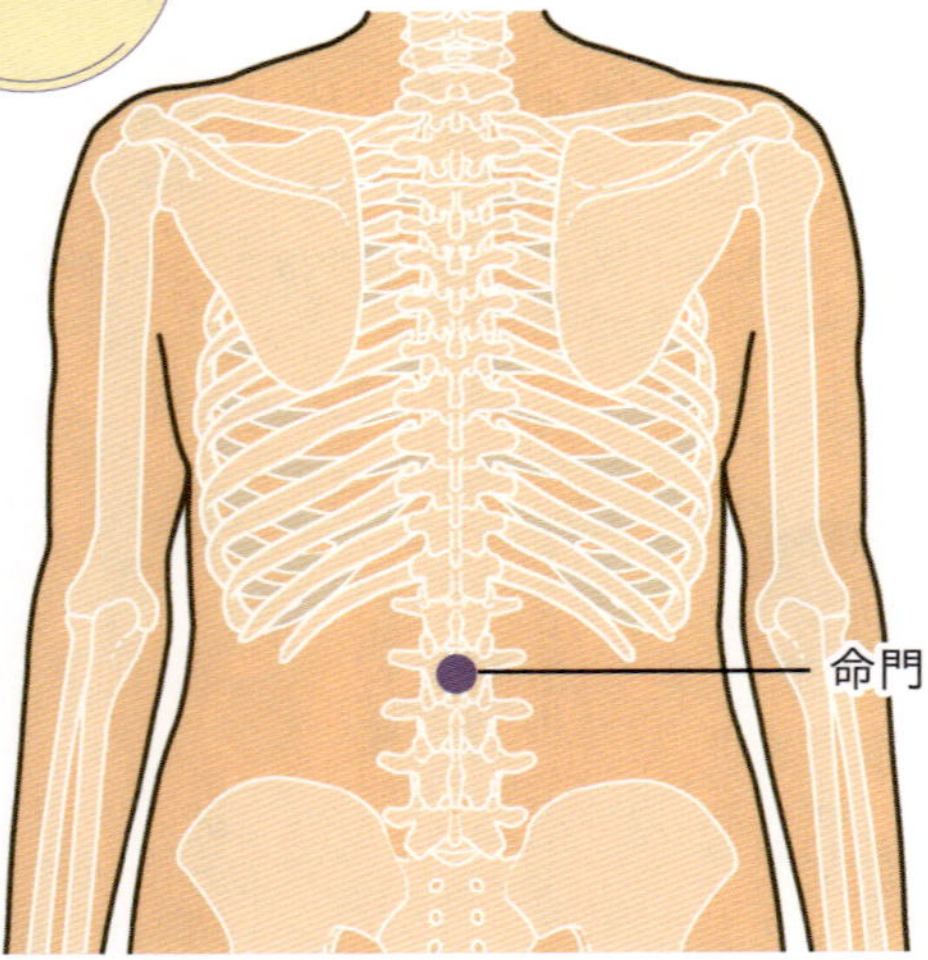

位置 へそのちょうど真裏にある背骨のところ

押し方： 仰向けになり、ゴルフボールやテニスボールをあてる

回　数： 30 秒×1 回

関元《かんげん》

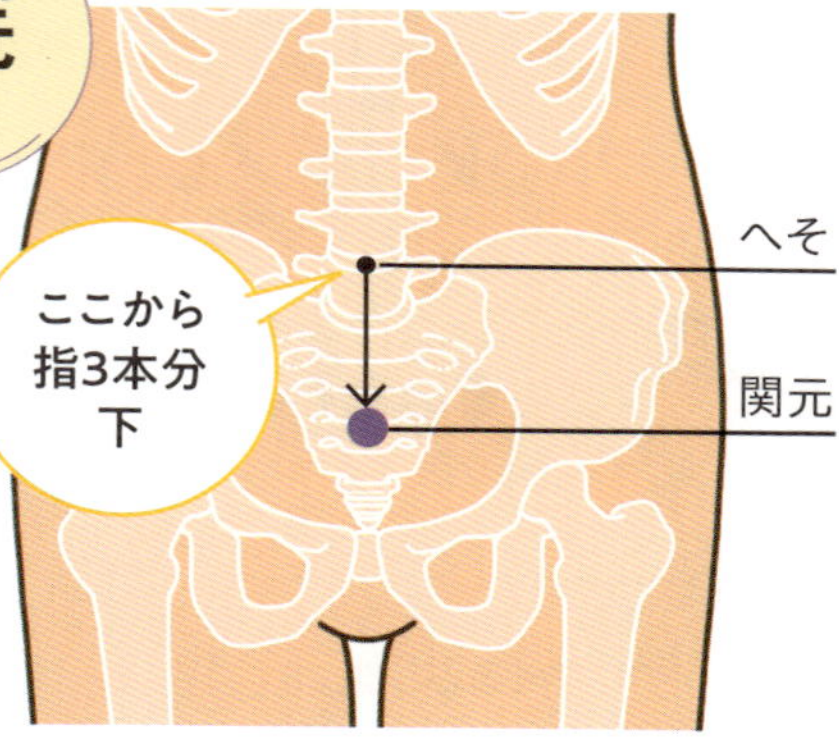

位置 へそから指3本分下のところ

押し方：仰向けになって薬指と中指でやさしく押す
回　数：5秒×3〜5回

腎《じん》の機能を回復させる

東洋医学では、更年期障害は腎の機能が衰えることによって起こると考えられています。命門は腎に関連が深いツボ。このツボを刺激することで、腎を活性化させます。

関元は身体の正面を通る経絡《けいらく》（任脈《にんみゃく》）に属しています。女性の更年期障害の症状にとくにおすすめしたいツボです。

ツボプラスα

更年期障害はさまざまな症状があるため、症状が似たほかの病気が隠れていることがあります。判断できない場合は医療機関に相談しましょう。

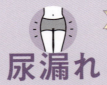

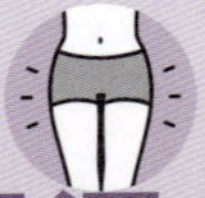

尿漏れ

尿漏れが不安で外出がおっくうになることも。
ツボで腎の働きをアップ！

然谷《ねんこく》

内くるぶし側

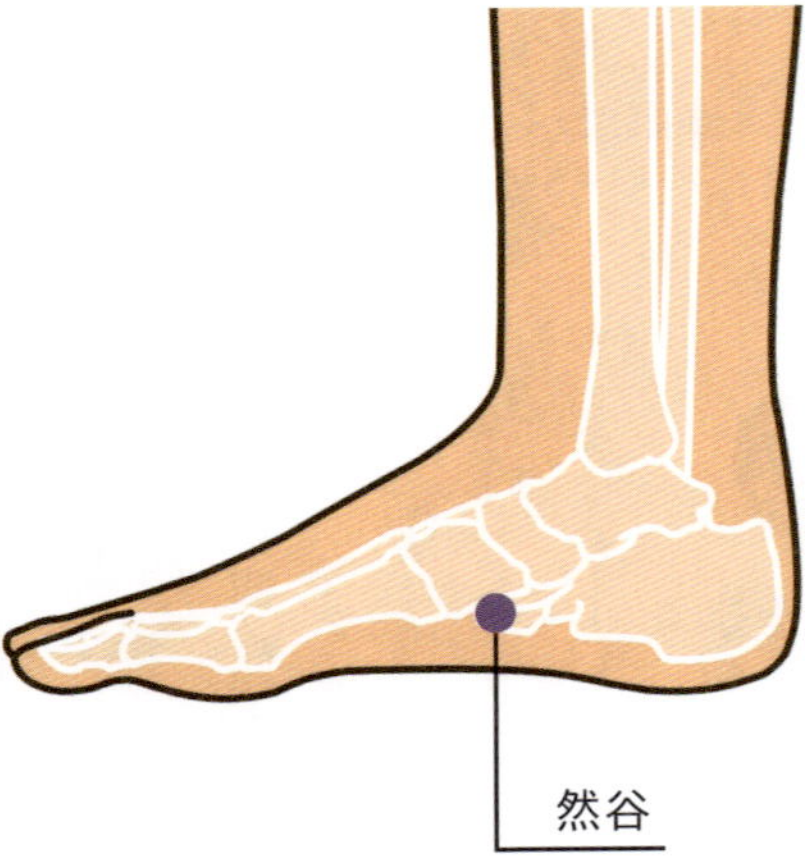

位置 土踏まずのいちばん高いところにある骨のくぼみ

押し方： 両手の親指でやさしく押す
回　数： 5秒×3〜5回

中極《ちゅうきょく》

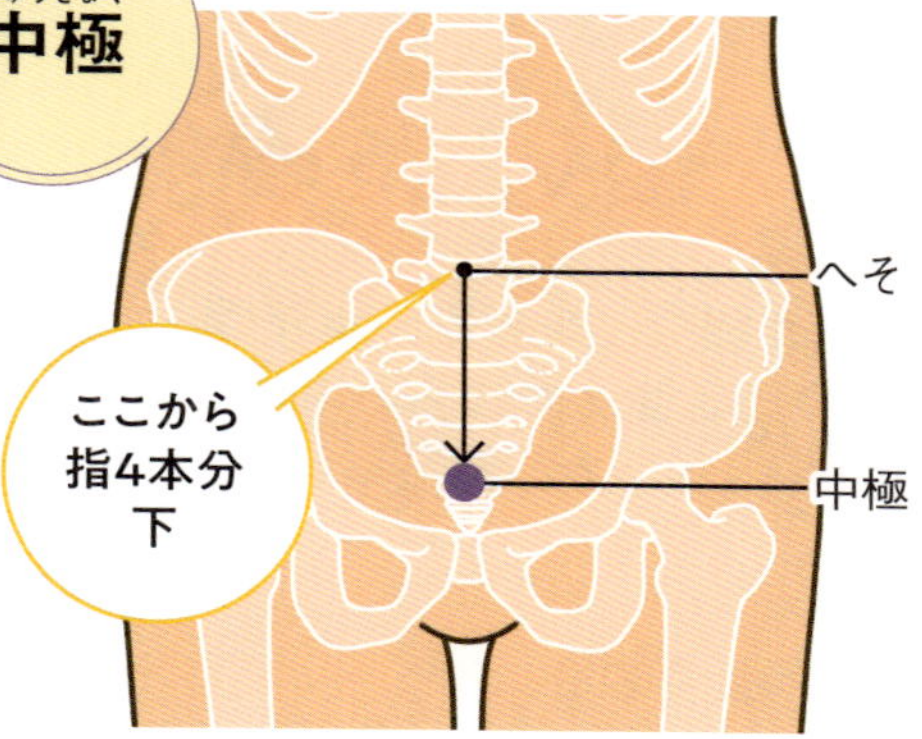

位置 へそから指4本分下のところ

押し方：仰向けになって、薬指と中指でやさしく押す
回　数：5秒×3〜5回

腎《じん》の働きを補うツボ

東洋医学では尿漏れは腎の働きが衰えることが原因と考えます。然谷は足の少陰腎経《しょういんじんけい》という腎に関連する経絡《けいらく》に属しているツボです。

中極は膀胱《ぼうこう》付近にあり、泌尿器の悩み全般に効果があるとされます。押すだけでなく温めるのもおすすめ。ツボを中心に温かいおしぼりやカイロなどをあててみてください。

ツボプラスα

「生理痛」（P88）で紹介した三陰交《さんいんこう》も尿漏れに効果が期待できます。こちらも押すだけでなく温めるのもおすすめです。

指の痛み

指が痛いと家事や仕事がつらい。
指の痛みは女性に多いのが特徴です

陽《よう》谷《こく》

手の甲

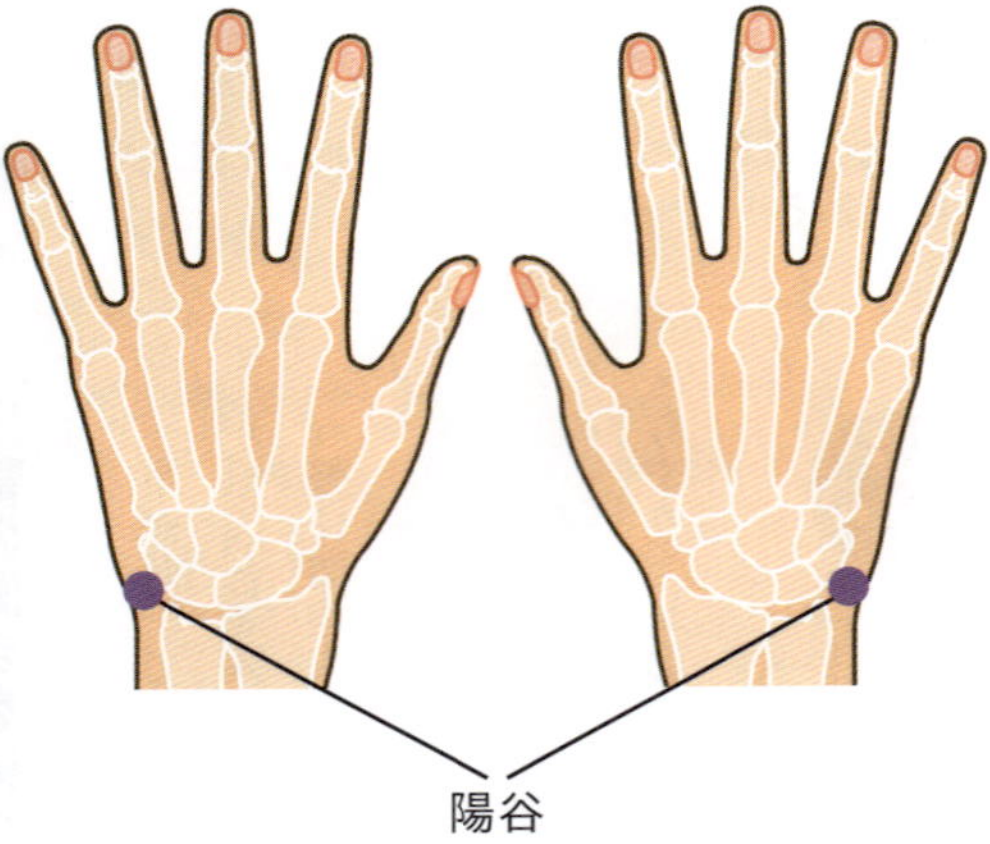

位置 手首の小指側にある出っ張った骨の指側にあるくぼみ

押し方：手首を下からつかむようにして人差し指で押す

回　数：5秒×3～5回

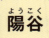

陽谿《ようけい》

手の甲

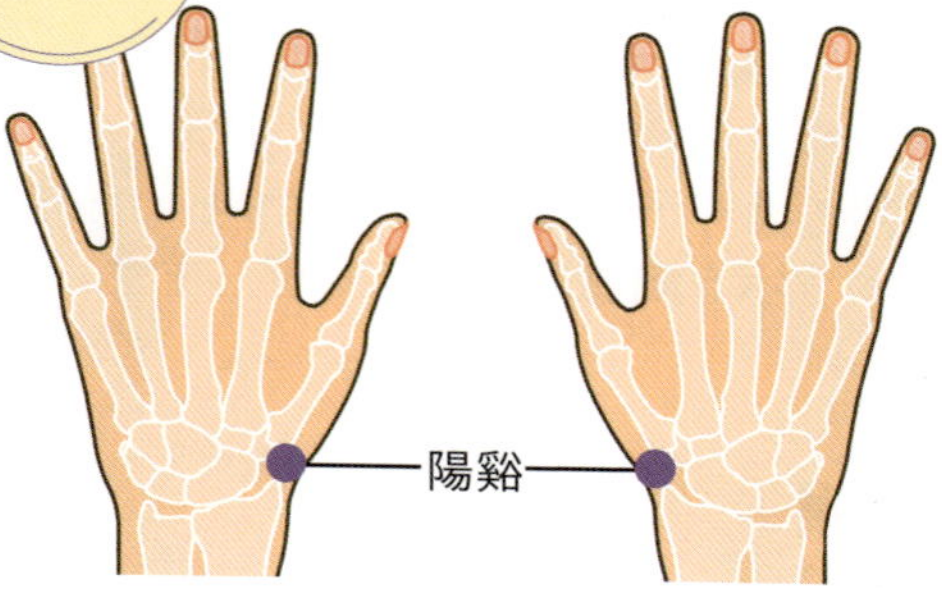

位置 手首の親指のつけ根にある腱と腱の間のくぼみ

押し方：手首を下からつかむようにして親指で押す
回　数：5秒×3～5回

手のつけ根から指を癒やす

陽谷も陽谿も手指の痛みをやわらげる効果があります。どちらもできるだけ正確な場所を押したいツボです。

まず陽谷の探し方は、甲を上にして、手首を少し小指側に曲げると、陽谷があるくぼみが深くなります。手首を下からつかんで人差し指をくぼみにすべり込ませるようにして押してみてください。

陽谿は、手の甲の親指から続く骨と手首の間に、コリコリした2本の腱を見つけましょう。その2本の腱の間にあるへこみがツボです。

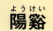

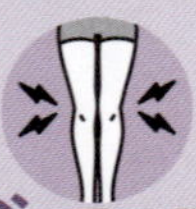

ひざの痛み

階段の上り下り、坂道などでつらい痛み。
ツボを刺激して血流を促します

内膝眼《ないしつがん》
外膝眼《がいしつがん》

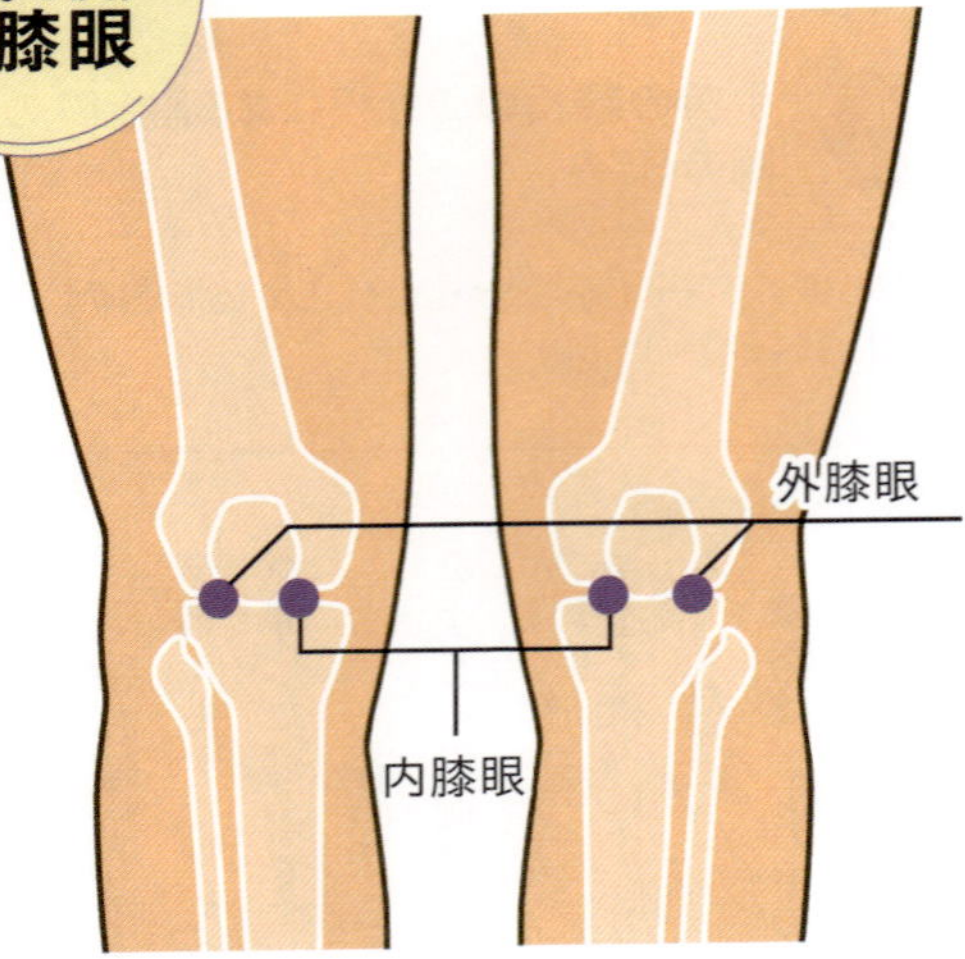

位置 ひざのお皿のすぐ下のくぼみ。内側が内膝眼、外側が外膝眼

押し方：イスに座って両手で片方のひざを包み、両手の中指で両方のツボを押す

回　数：5秒×5回ほど

風《ふう》市《し》

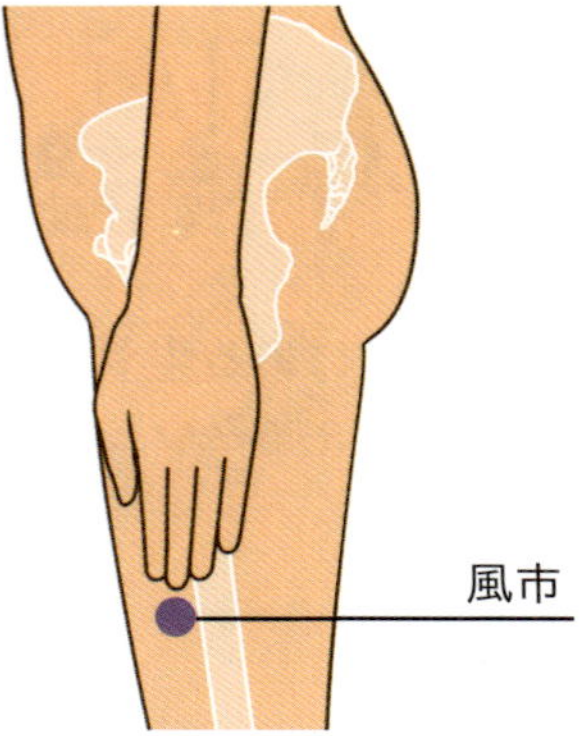

位置 太ももの外側の中央にある。「気をつけの姿勢」で先端の中指があたるところ

押し方：イスに座って、気持ちいいくらいの強さで、こぶしで片側ずつ叩く

回　数：10 回ほど

力を抜くのがポイント

内膝眼・外膝眼と風市は、完全に脚の力を抜いた状態でツボを刺激しないと、押しにくく、痛めてしまいがちです。そこで、イスに座って刺激することをおすすめしています。力を抜くコツは、ツボを押さない側のお尻に体重を乗せるようにすること。わずかなことですが、押しやすさが変わるはずです。

ツボプラスα

「脚の立ち疲れ」（P26）で紹介している髀関《ひかん》もおすすめです。股関節の中央にあります。イスに座って手のひらで押してください。

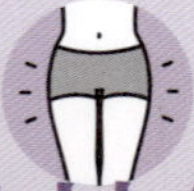

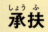

坐骨神経痛

腰から足先にある坐骨神経《ざこつしんけい》が圧迫されて、するどい痛みやしびれが走ります

承《しょう》扶《ふ》

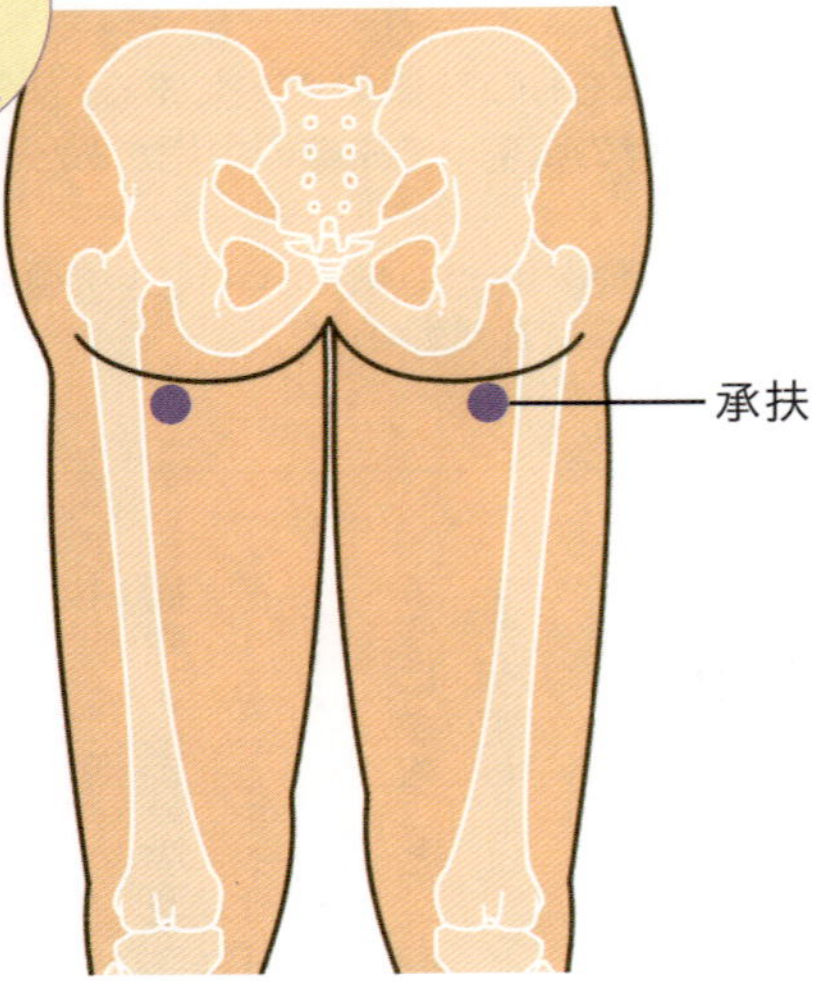

位置　お尻と太ももの間にあるシワの中央部

押し方： 仰向けになり、ゴルフボールやテニスボールをあてる

回　数： 30 秒×1 回

殷門《いんもん》

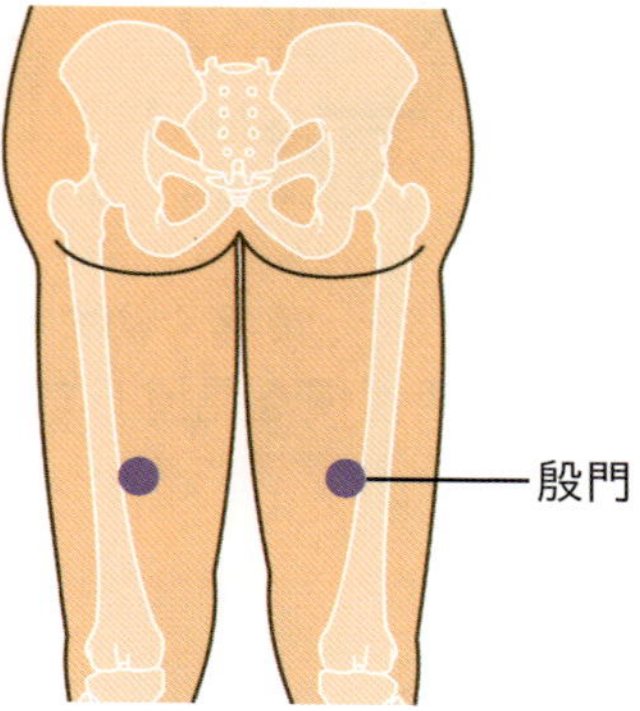

位置　太もものつけ根からひざ裏のほぼ中央部

押し方：仰向けになり、ゴルフボールやテニスボールをあてる

回　数：30秒×1回

坐骨神経に沿ったツボを押す

坐骨神経は背骨から出てお尻と太ももを通っていきます。承扶と殷門はまさに坐骨神経の通り道にあるツボ。どちらも自分の指では深いところまで圧を入れることができないので、「押し方」のようにボール類を使うのがおすすめです。ツボに限らず太ももの裏側全体にあてるのもいいですね。

ツボプラスα

どちらのツボも太もものハムストリングという筋肉を刺激するツボ。腰の調子が悪いときや、姿勢が悪くて疲れたときにもおすすめです。

高血圧

高血圧が続くと、頭痛やめまい、肩こりの原因に。生活習慣を見直してツボで改善

湧泉《ゆうせん》

足裏

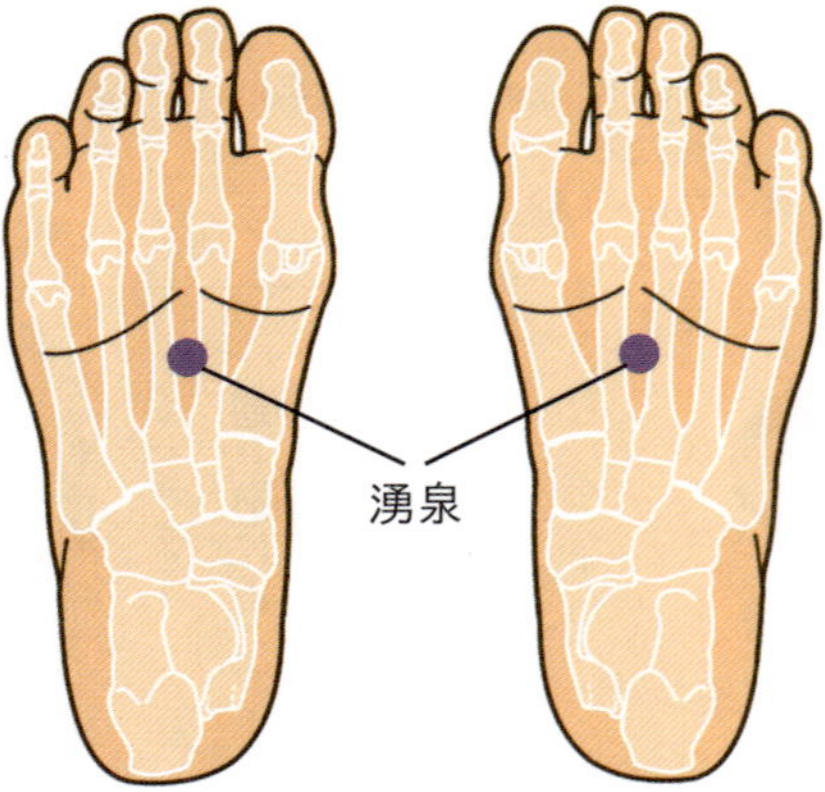

位置 足の指を曲げたときに、足裏でいちばんへこむところ

押し方：両手の親指を重ねて深めに押す
回　数：5秒×3〜5回

合谷《ごうこく》

手の甲

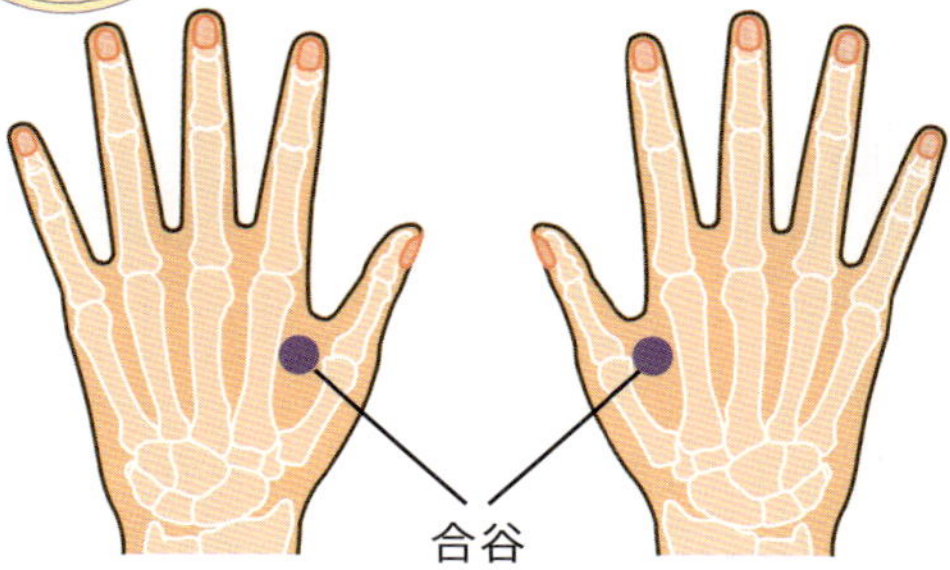

位置 親指と人差し指のつけ根の間のやわらかいところ

押し方：親指と人差し指ではさんで長めに押す
回　数：20〜30秒×3回ほど

症状がないときにも押してみる

湧泉は身体全体の血液循環を改善するといわれるツボ。合谷は自律神経を整えるのに効果的なツボ。どちらも初心者でも押しやすく、気持ちがいいツボです。

湧泉も合谷もさまざまな不調に効果があるので、とくに調子が悪くないときも、ツボ押しを習慣にするといいでしょう。

ツボプラスα

内関《ないかん》（P69・74）も高血圧におすすめしたいツボです。手首から指3本分離れたところ。腕の内側の腱の中央にあります。

物忘れ

加齢による物忘れは老化現象の一種。
ツボ押しで脳に活力を与えましょう

神庭《しんてい》

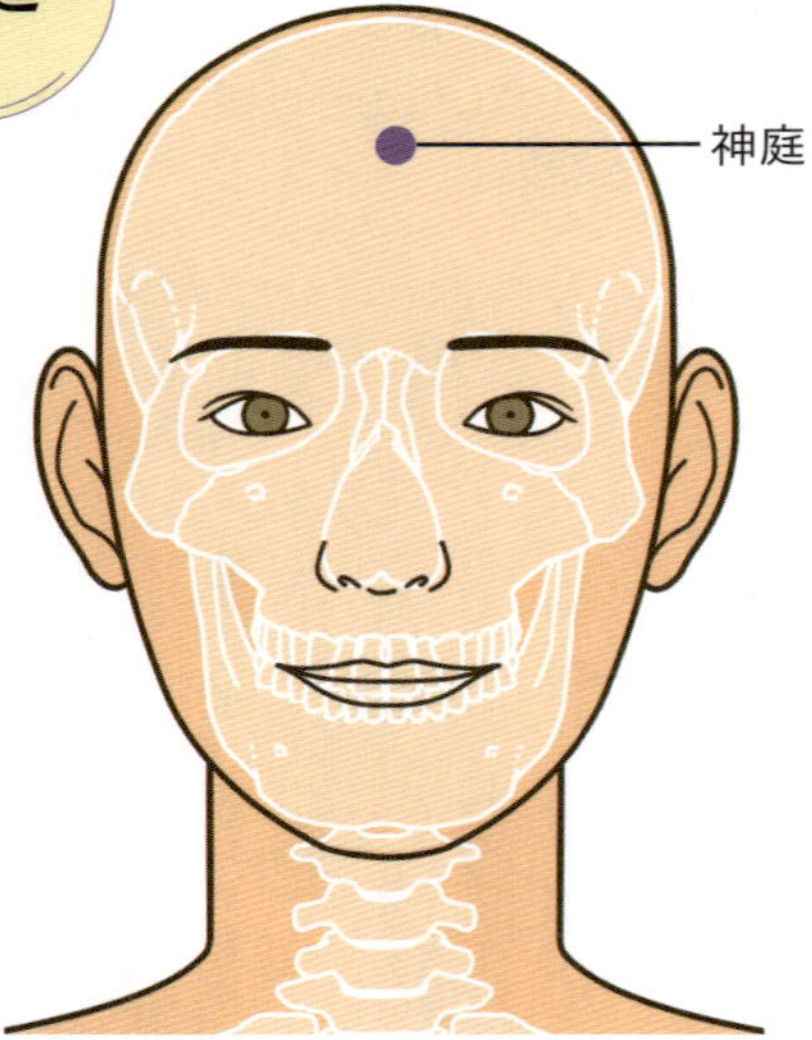

位置 髪の生えぎわから指半分ほど上のところ

押し方： 両手の中指で頭の奥に向かって押す
回　数： 3秒×3〜5回

百《ひゃく》会《え》

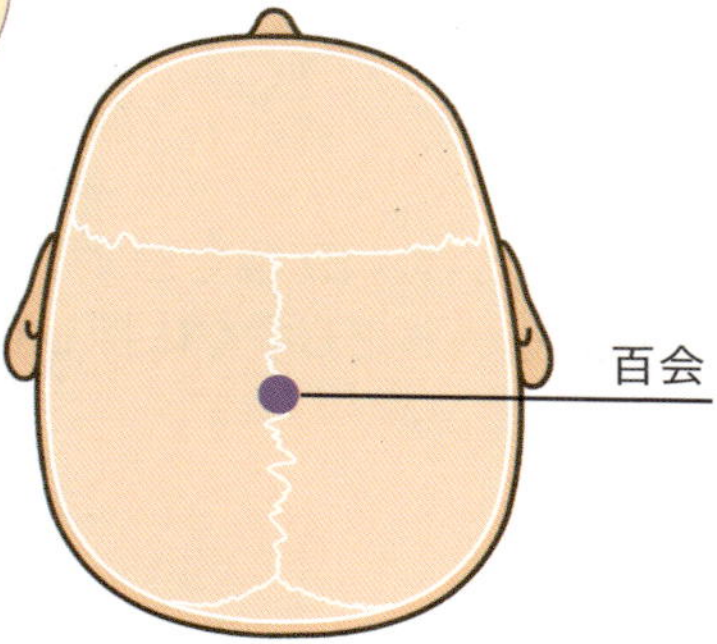

位置 頭のてっぺん。頭頂部の中央

押し方：両手の中指と薬指を使ってやさしく押す
回　数：3秒×3〜5回

精神の働きに関連するツボを押す

神庭の「神」とは精神機能のこと。「庭」とはその入り口にあたる部分を意味します。記憶のような精神機能の改善に効果があると考えられるツボです。

百会は頭の気の流れに関係があるとされるツボ。押してみると、頭がスッキリとして冴えたような感覚を味わうことができます。

ツボプラスα

「悲しみにおそわれる」（P156）で紹介している神門《しんもん》も物忘れに効果が期待できます。こちらも精神面の不調を整えるツボです。

耳の不調

聞こえにくい、耳鳴りがするなどの
不調を感じたらすぐに押してみて

翳風《えいふう》

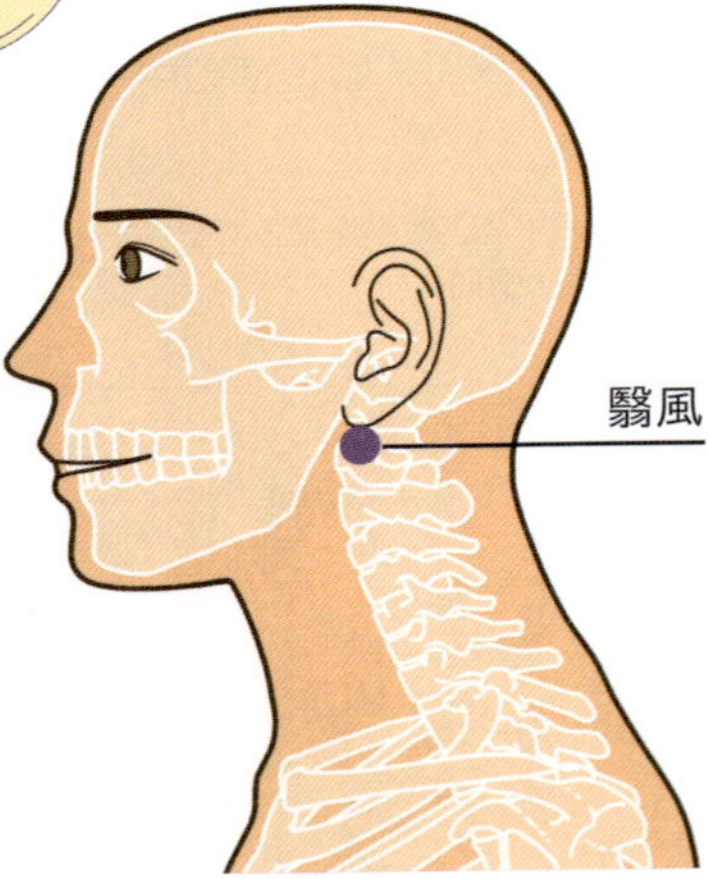

位置 耳のつけ根にある出っ張った骨のすぐ下。口を開けるとへこむところ

押し方：中指と薬指で、左右のツボを同時に首の奥に向かってゆっくりと押す

回　数：3秒×5回ほど

聴《ちょう》会《え》

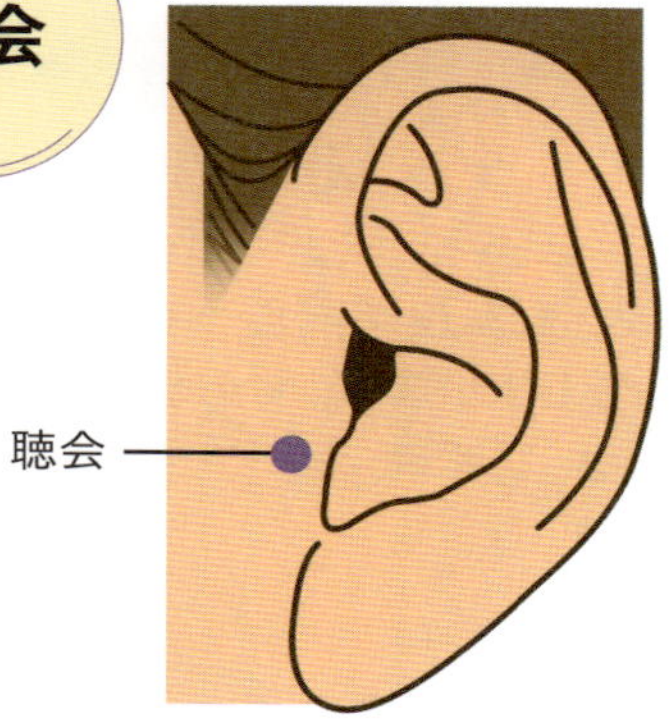

位置 耳の穴の前、口を開けたときにできるくぼみのすぐ下

押し方：両耳を人差し指でゆっくり押して離す
回　数：10 秒×３回ほど

耳のトラブル対応のツボ

翳風は耳鳴りに効くツボとして有名ですが、耳が聞こえにくいときにも使われます。
聴会は耳のトラブル全般に使われるツボです。ただし、どちらも即効性があるというわけではありません。「聞こえにくくなったかも?」と思ったら、数日間は、毎朝押すのを習慣にしてみてください。改善しないときは医療機関に相談を。

ツボプラスα

東洋医学では腎《じん》と耳は密接な関係があるとされています。耳が不調のときは腎の働きが衰えているのかもしれません。

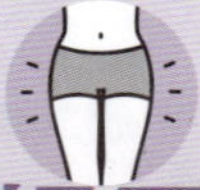

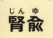

頻尿

トイレが近いと、長時間座っていられず
ソワソワしてしまいます。腎のツボで改善!

腎《じん》兪《ゆ》

背面

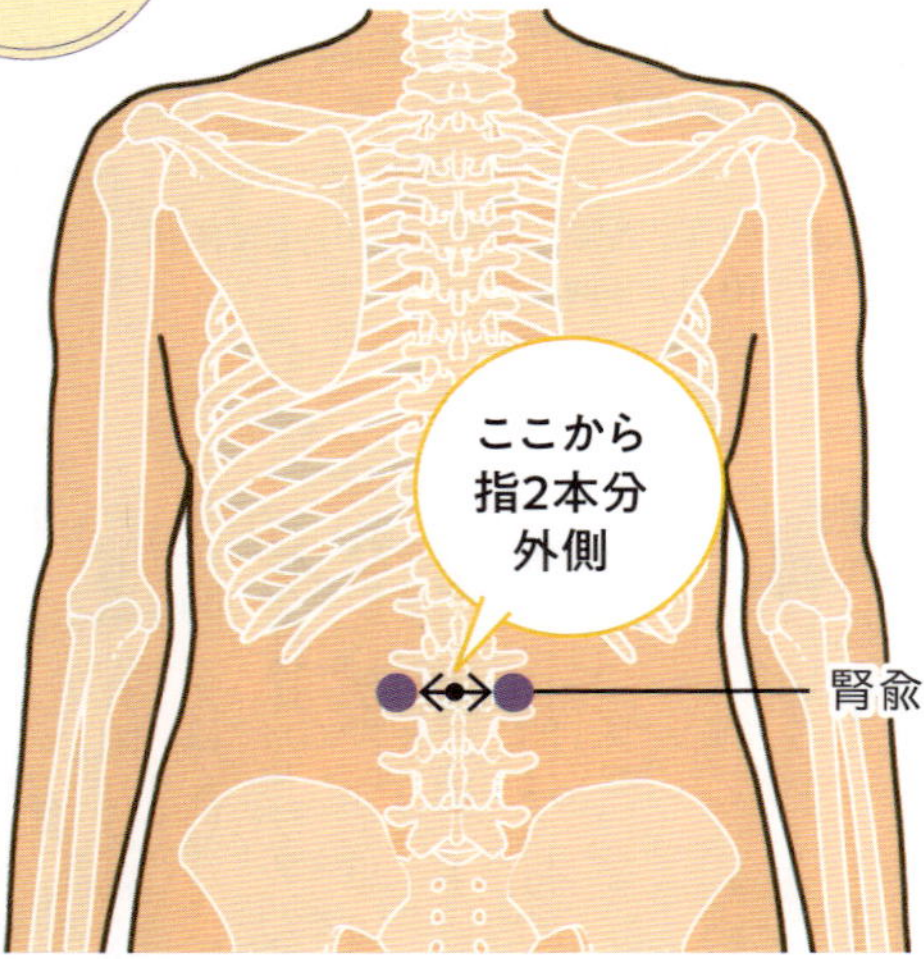

位置 へその裏の高さで、背骨の中心から指2本分外側のところ

押し方：腰に両手をあてて親指で押す
回　数：5秒×3～5回

湧泉《ゆうせん》

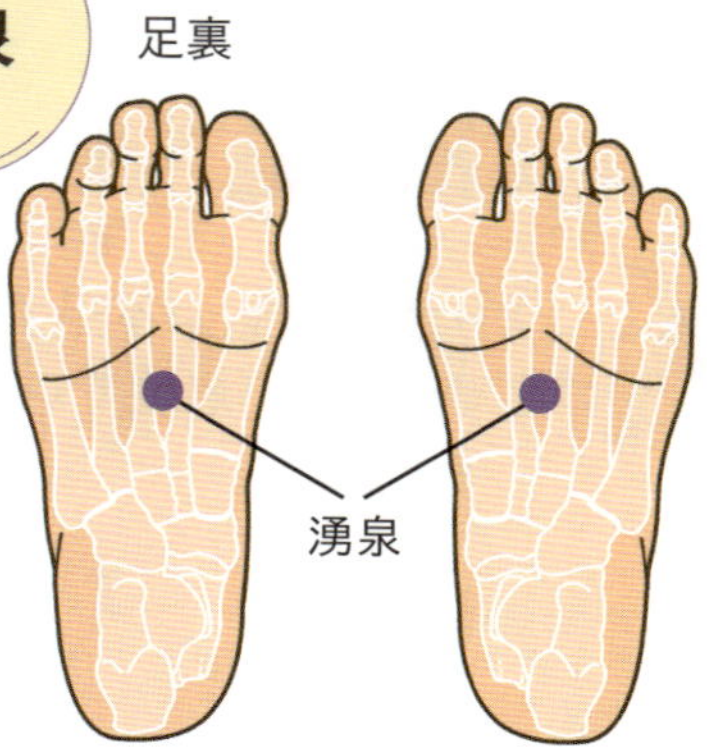

位置 足の指を曲げたときに、足裏でいちばんへこむところ

押し方：両手の親指を重ねて深めに押す
回　数：5秒×3～5回

腎《じん》は水を管理する

東洋医学では「腎は水を主《つかさど》る」という言葉があり、腎は全身の水分バランスを保つ働きがあるとされています。このため頻尿《ひんにょう》は、腎の機能低下と考えます。腎兪は名前のとおり腎を癒やす背中のツボです。

湧泉は足の少陰腎経《しょういんじんけい》という腎に関する経絡《けいらく》に属し、なかでも効果が高いツボです。

ツボプラスα

頻尿の目安は「朝起きてから就寝までの尿の回数が8回以上」。ただし排尿回数にとらわれず、気になるようならツボを押してみましょう。

白髪

加齢などにより色素細胞が不足すると白髪に。いつまでも美しい黒髪でいたい！

百《ひゃく》会《え》

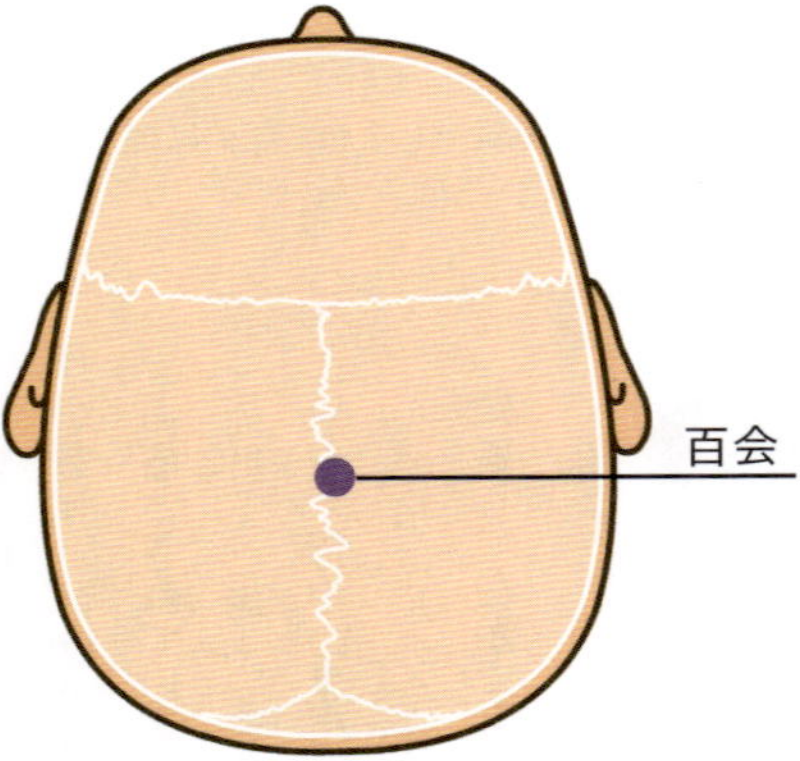

位置 頭のてっぺん。頭頂部の中央

押し方： 両手の中指と薬指を使ってやさしく押す
回　数： 3秒×3～5回

腎《じん》兪《ゆ》

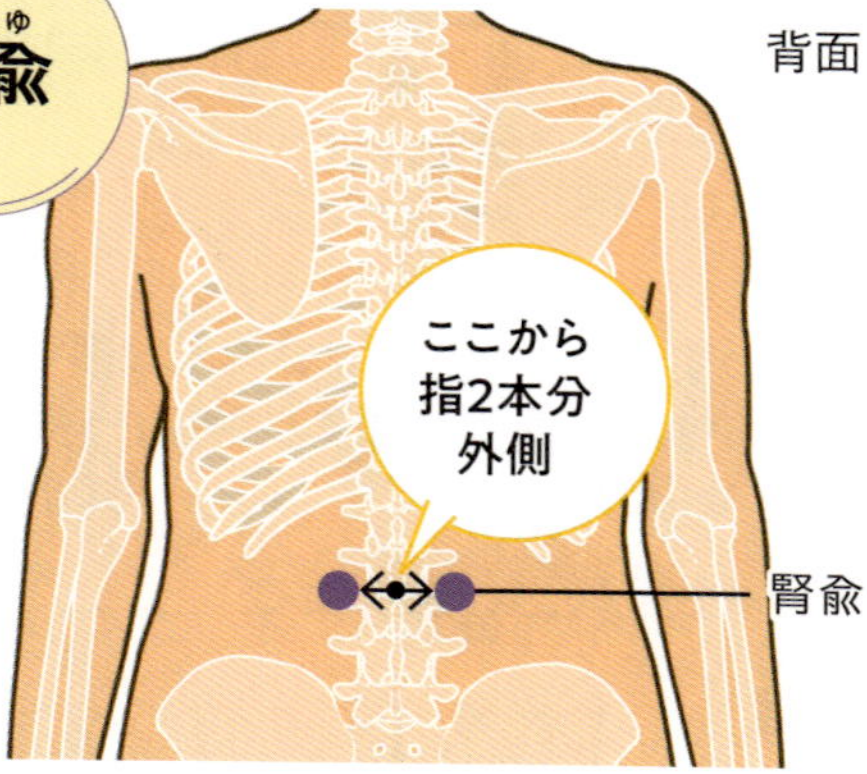

位置 へその裏の高さで、背骨の中心から指2本分外側のところ

押し方： 腰に両手をあてて親指で押す
回　数： 5秒×3〜5回

髪には腎《じん》の調子が出る

百会は頭頂にあるツボで、頭全体の血流改善が期待できるツボです。さまざまな効果があり、ストレス解消にもおすすめです。

腎兪は腎の働きを高めるツボ。東洋医学では「腎の華は髪にある」といいます。これは「髪に腎の調子が出てくる」という意味。白髪は腎の気が衰えている状態といえます。

ツボプラスα

腎が弱っていると恐れを感じやすくなるといわれています。「恐怖で白髪になってしまう」という表現はここからきているのかもしれません。

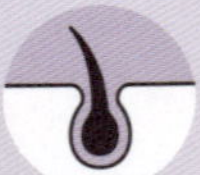

薄毛

男女問わず、薄毛で悩んでいる人は多いはず。
ツボで血流をよくしましょう

血海《けっかい》

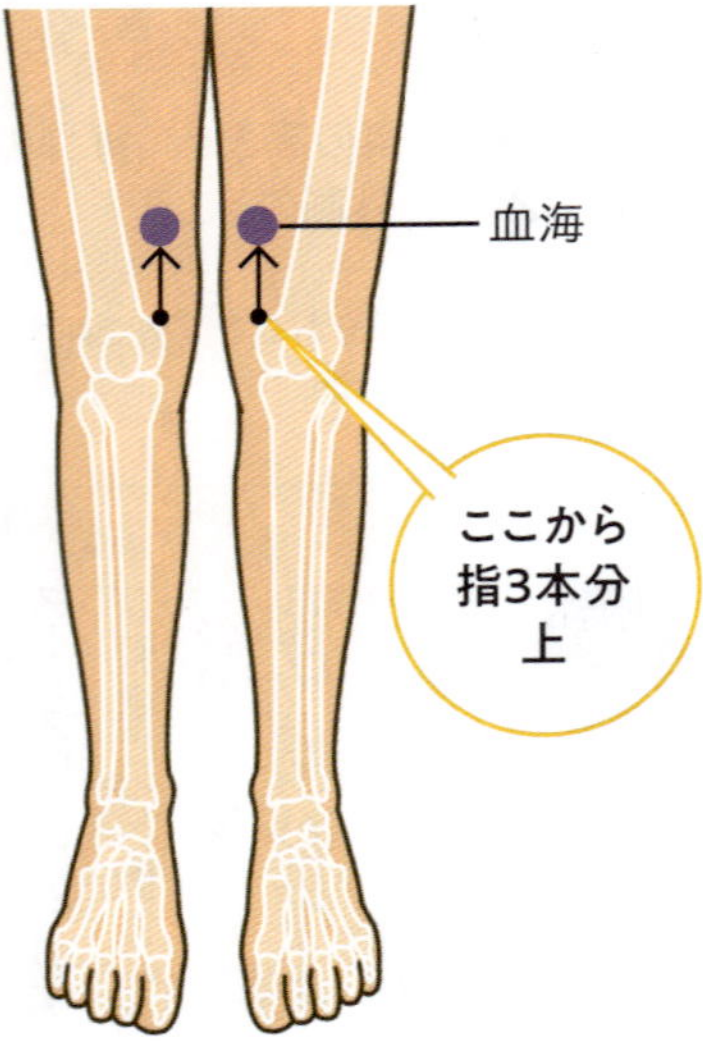

位置 ひざのお皿の内側から指３本分上のところ

押し方：イスなどに座って、上からつかむようにして親指で押す

回　数：3秒×3〜5回

百会《ひゃくえ》

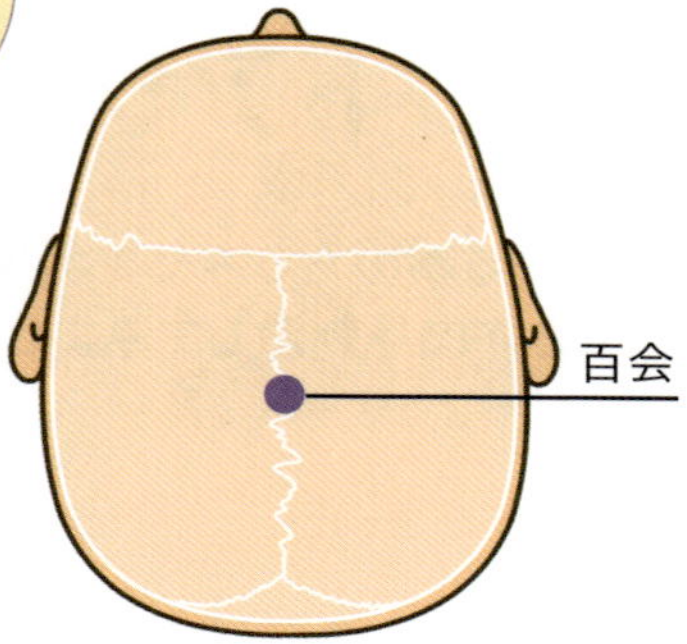

位置 頭のてっぺん。頭頂部の中央

押し方：両手の中指と薬指を使ってやさしく押す
回　数：3秒×3〜5回

髪は「血の余りもの」

東洋医学では、髪の毛のことを「血余《けつよ》」といいます。これは「血の余りもの」という意味で、血が髪の毛になると考えられているのです。血海は全身の血流をよくするとされるツボで、とくに女性の薄毛におすすめです。
百会は頭の血流に関連します。髪のトラブル全般に押しておきたいツボです。

ツボプラスα

足の裏にある疲労回復のツボ湧泉《ゆうせん》（P18）や、ストレスに効く手のツボ合谷《ごうこく》（P41）もおすすめ。

リフトアップ

気になる顔のたるみはツボ押しで
顔の筋肉を刺激してみましょう

率谷《そっこく》

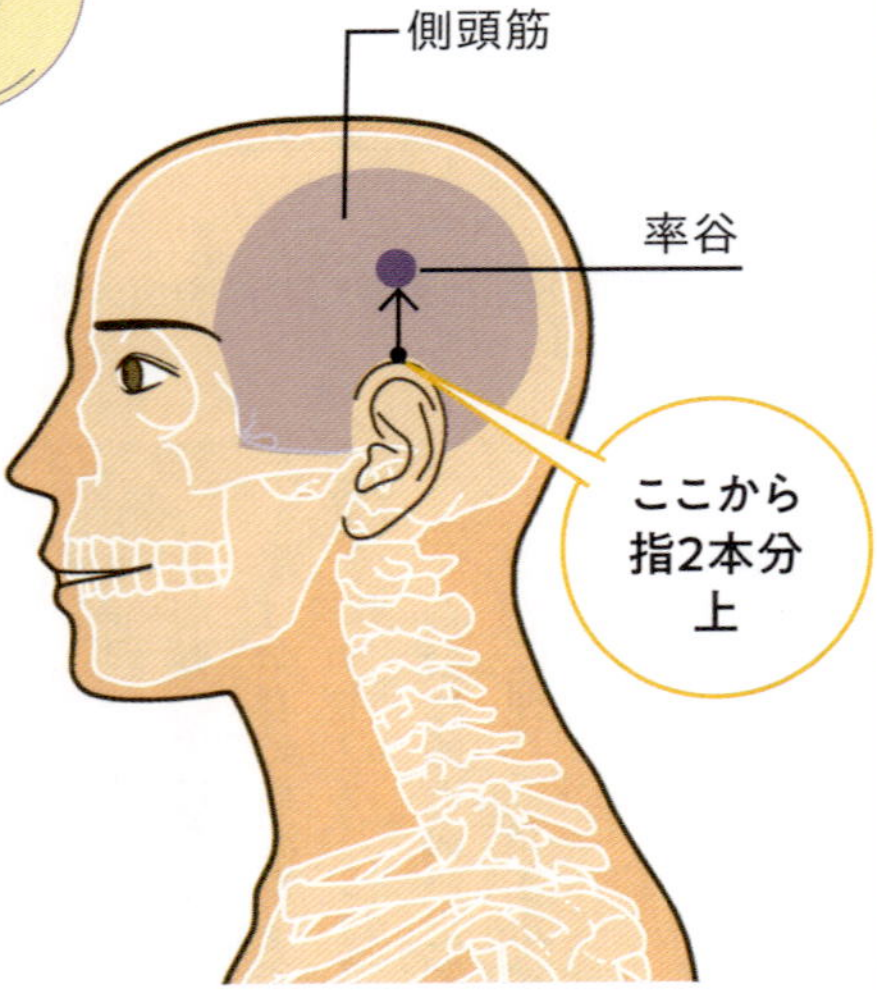

位置 耳のいちばん上から、さらに指２本分上のところ

押し方：中指と薬指で左右のツボを同時に押す
回　数：3秒×3〜5回

巨《こ》髎《りょう》

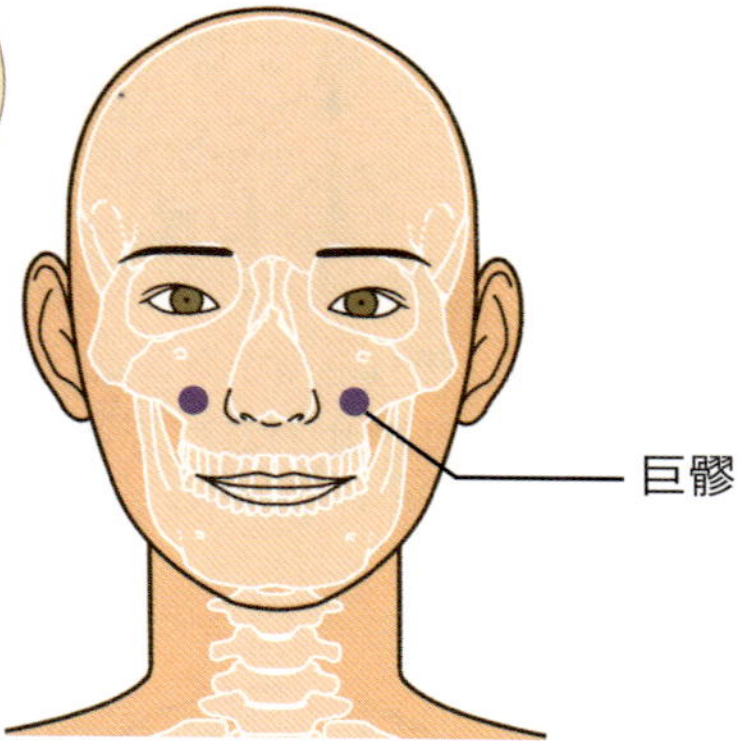

位置 瞳の中央から真っ直ぐ下がり、小鼻の高さのところ

押し方： 両手の中指と薬指で頬骨の下から突き上げるように、左右同時に押す

回　数： 3秒×3～5回

顔に刺激が伝わるツボ

率谷は、たるみの原因のひとつである側頭筋《そくとうきん》を刺激するツボです。ツボだけでなく、その周りも広範囲に押してみましょう。肩こりや目の疲れなどもやわらげてくれます。

巨髎は頬骨の下にあるくぼみ。頬骨を押し上げるようにしましょう。テーブルなどでひじを固定すると、押しやすいです。

ツボプラスα

ツボでリフトアップが期待できるのは、ほんの小さな範囲です。それでも印象は変わるもの。がんばりすぎずに押してみましょう。

小顔

目をパッチリさせ、あごのラインを
スッキリさせることで小顔に!

攅竹《さんちく》

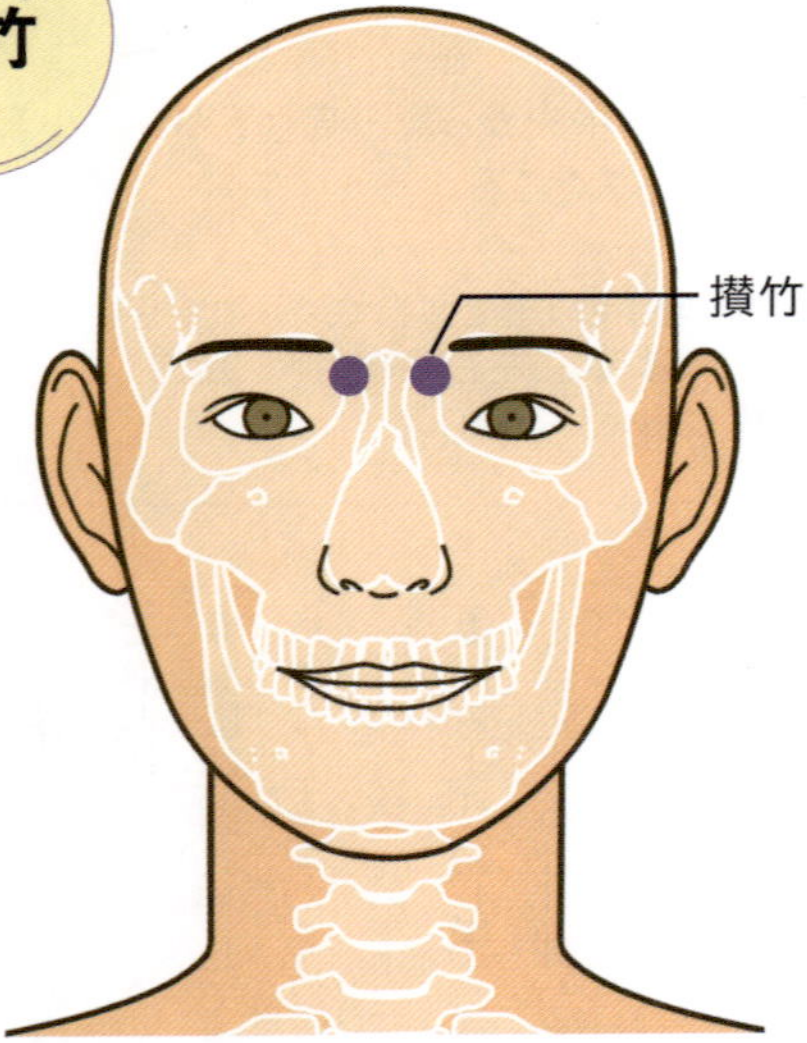

位置 眉の内側の下にある深いくぼみのところ

押し方：攅竹から眉のすぐ上をなでるように上下にさする

回　数：5秒×3〜5回

頬車《きょうしゃ》

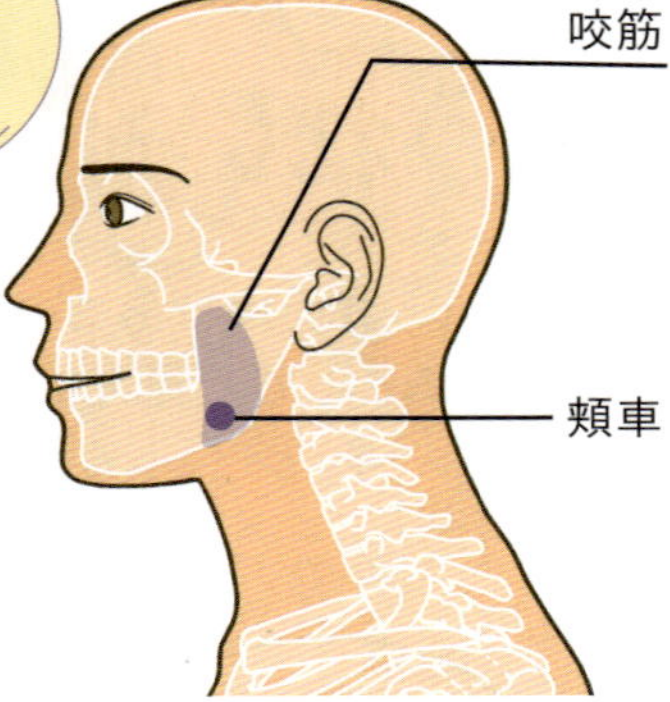

位置　下あごの角（エラ）から少し内側に入ったところ

押し方：口を軽く開けて、両手の中指と薬指で、左右同時に押す

回　数：5秒×3〜5回

表情筋《ひょうじょうきん》と咬筋《こうきん》をほぐす

攅竹は目の周りの表情筋を刺激することができるツボ。うまくさするとまぶたが軽くなって、目がパッチリとしてきます。

頬車は咬筋というあごの筋肉を刺激することができるツボ。文字どおり「咬《か》む」ための筋肉です。直線的に指圧するだけでなく、円を描くようにマッサージするのもおすすめ。あご周りの輪郭がシュッとしたように感じられるはず。目とあごをケアするだけでも、全体として小顔の印象に変わってきます。

ほうれい線

老けて見えるほうれい線はあごの筋肉を刺激することで若見えに

巨《こ》髎《りょう》

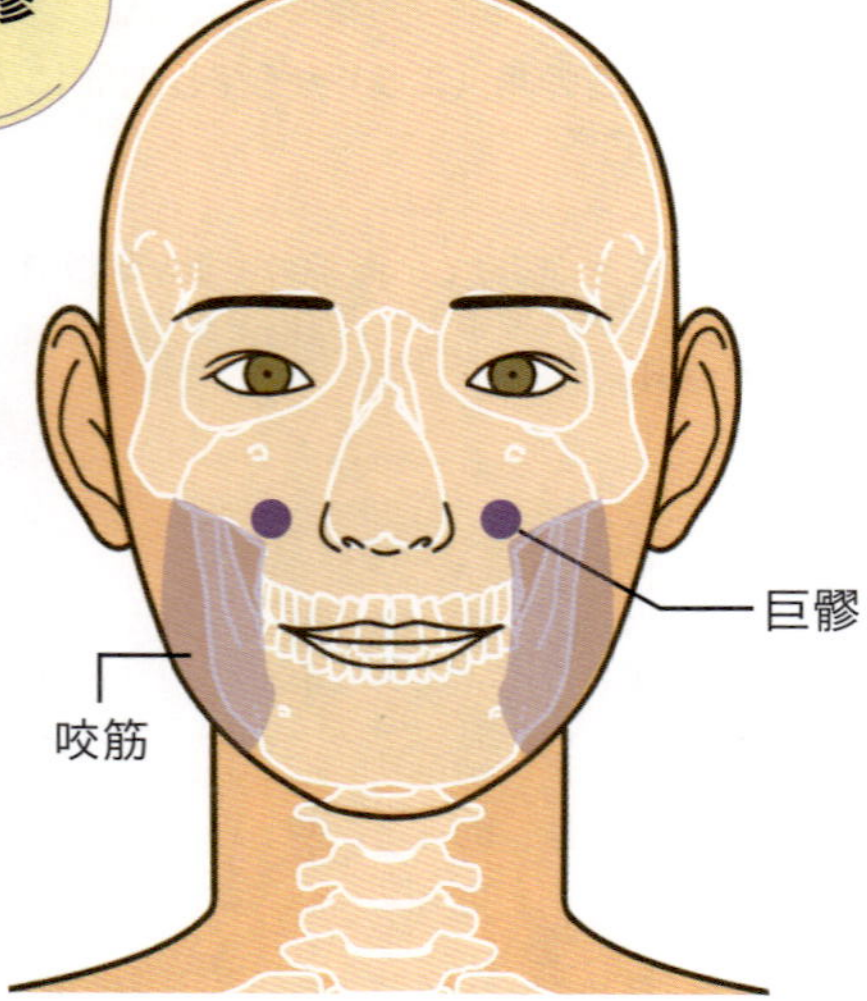

位置 瞳の中央から真っ直ぐ下がり、小鼻の高さのところ

押し方：両手の中指と薬指で頬骨の下から突き上げるように、左右同時に押す

回　数：3秒×3～5回

下関《げかん》

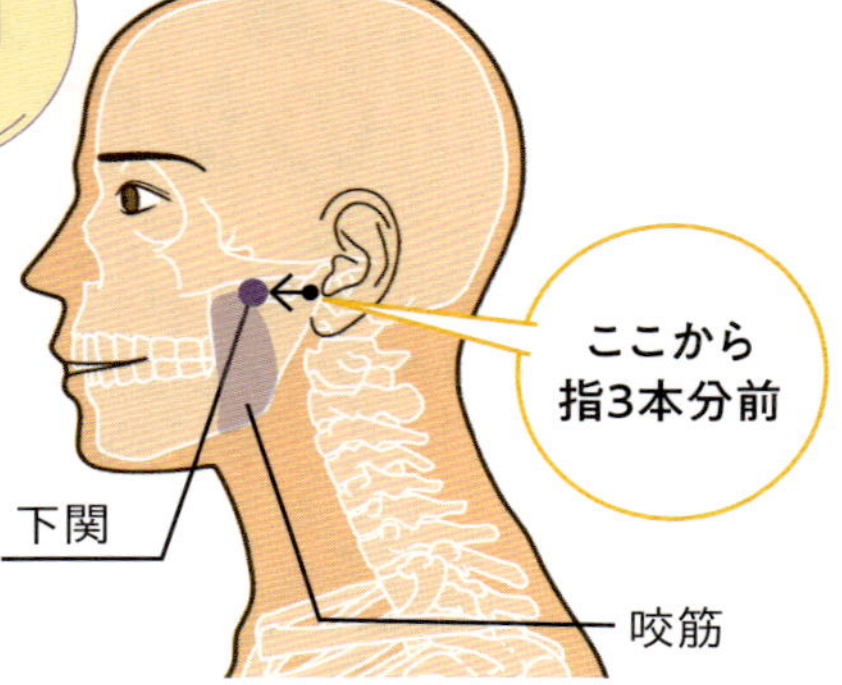

位置　耳のつけ根から指 3 本分前の少しへこんだところ

押し方： 両手の中指と薬指で、頬骨の下から左右同時に押す

回　数： 5秒×3～5回

あご周りの筋肉をほぐす

ほうれい線ができる原因には骨格や筋肉、皮ふの状態などさまざまなものがあります。ツボ押しで改善できるのは、筋肉が原因となっているもの。巨髎も下関も、咬筋《こうきん》というあごの筋肉をほぐすことができるツボです。食いしばり癖などがある人にはかなり刺激が強いのですが、我慢できる範囲で押してみてください。

ツボプラスα

肌が荒れていると、ほうれい線が目立ってきてしまいます。「肌の不調」（Ｐ１２６）で紹介している曲池《きょくち》や三陰交《さんいんこう》も合わせて押してみてください。

眉間のシワ

「しかめっ面」を繰り返すと、いつの間にか
眉間にシワがついてしまいます

攢竹《さんちく》

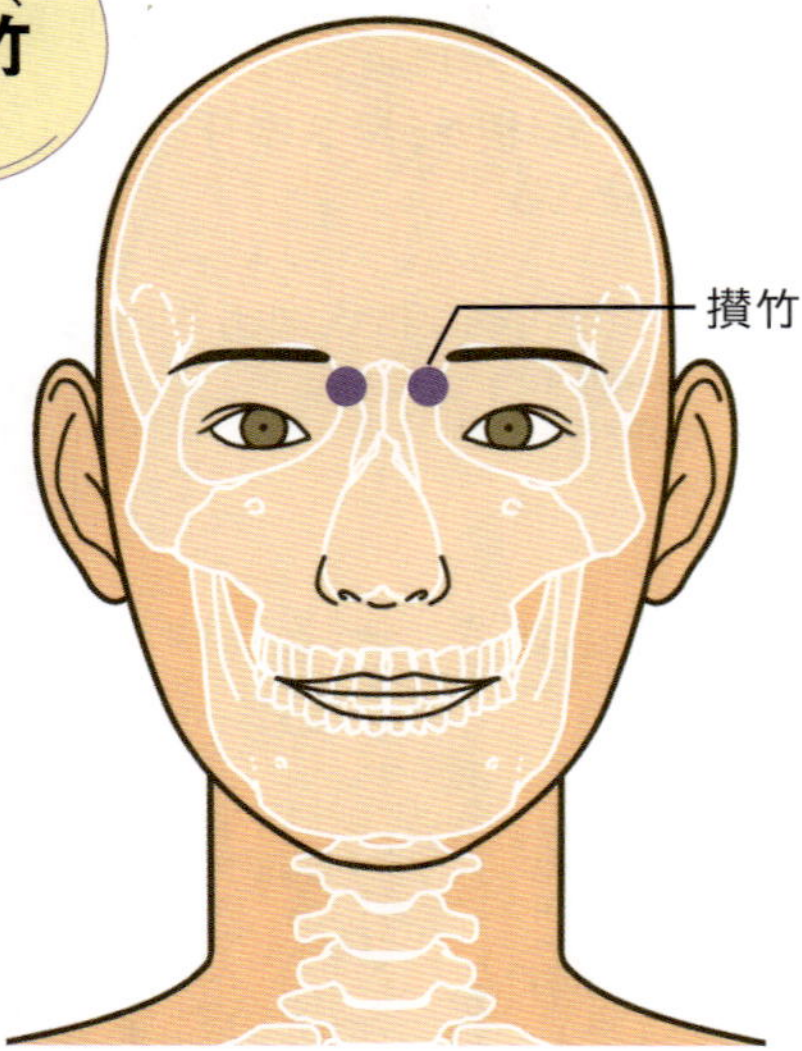

位置 眉の内側の下にある深いくぼみのところ

押し方：攢竹から眉のすぐ上をなでるように上下にさする
回　数：5秒×3〜5回

印堂《いんどう》

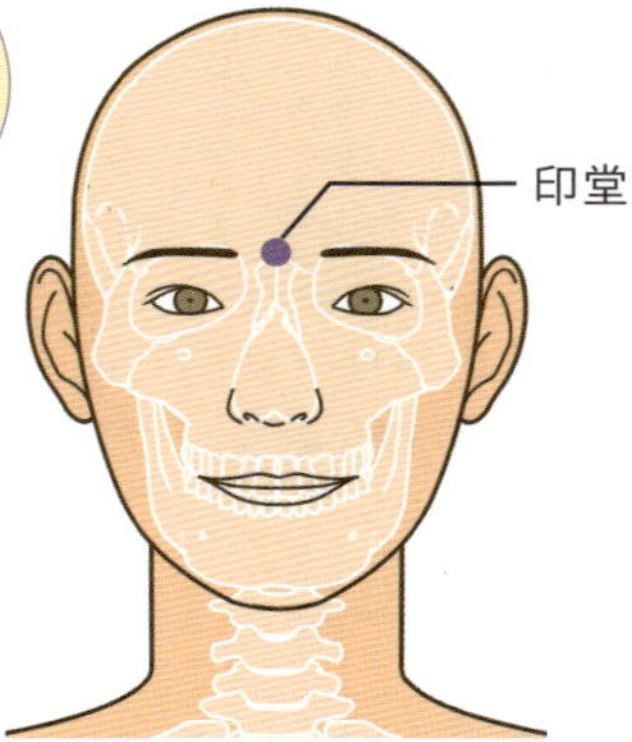

位置 左右の眉毛の間の真ん中のところ

押し方：両手の中指で外側に引っ張るようにゆっくり押す

回　数：20〜30秒×３回ほど

皮ふの奥の筋肉から伸ばしていく

眉間にシワをつけているのは、皮ふの奥にある表情筋《ひょうじょうきん》です。攅竹も印堂もそんな表情筋を刺激できるツボです。いずれもシワを伸ばすようなつもりで押してみてください。筋肉がほぐれて、こり固まっていた表情筋が動きやすくなってきます。リラックスできるお風呂の中などで行うのがおすすめです。

ツボプラスα

ストレスが溜まっていませんか？　ストレスには太衝《たいしょう》（Ｐ１４８）を押すのもおすすめ。足の甲の親指と人差し指の骨が交わるあたりです。

肌の不調

ここでは肌のバリア機能を高めるツボを紹介。肌年齢を若く見せてくれます

曲池《きょくち》

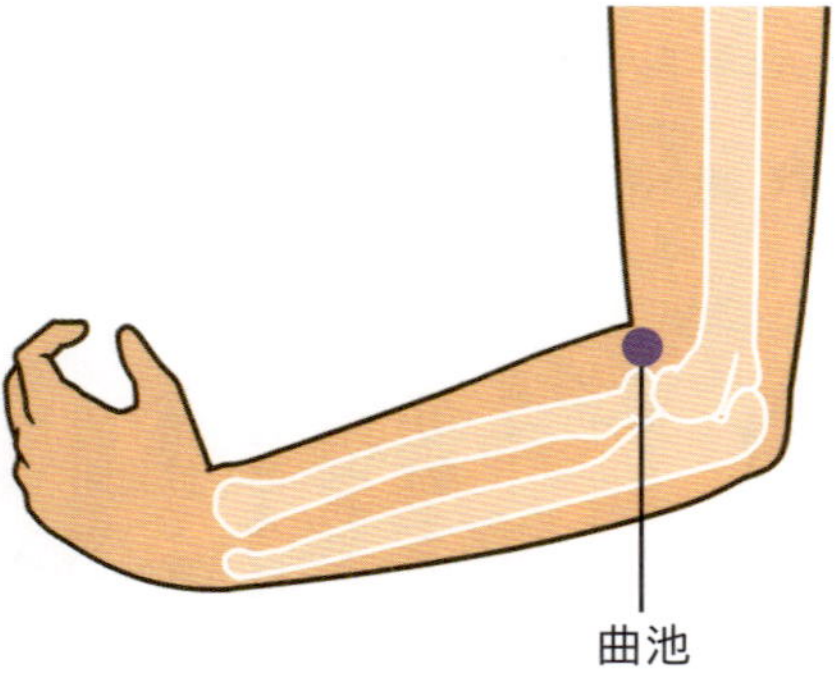

位置 ひじを曲げたときにできる線の親指側の端のところ

押し方：ひじを曲げて、ひじをつかむようにして親指で押す

回　数：5秒×3～5回

三陰交《さんいんこう》

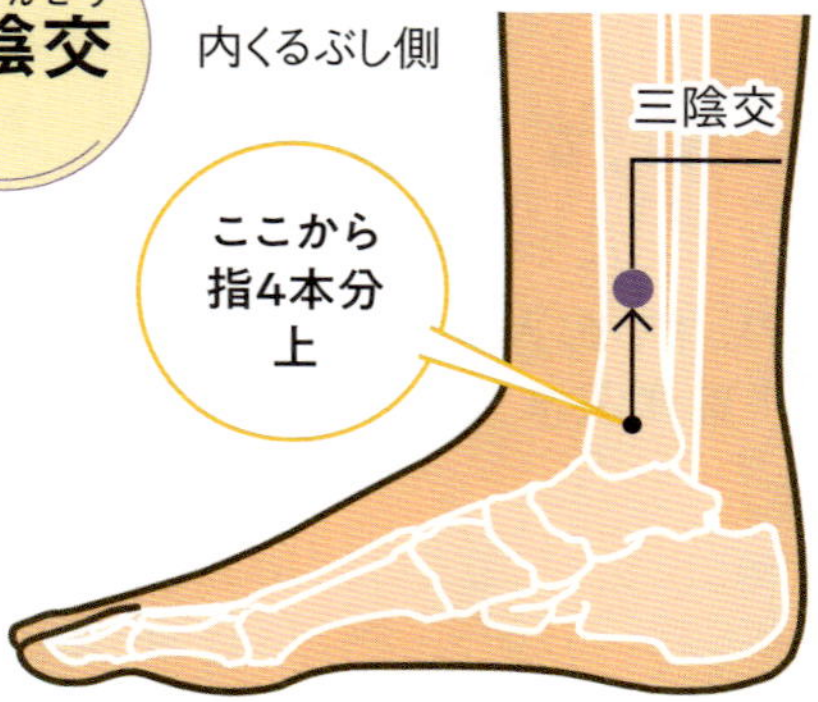

位置 足の内くるぶしの中心から指4本分上のところ

押し方： 両手の親指を使い、やさしく押す
回　数： 3秒×3〜5回

「衛《え》気《き》」を養うツボを押す

外部の環境から人間を守る働きを東洋医学では「衛気」と呼んでいます。皮ふも衛気の働きのひとつ。曲池は衛気を高めることができるツボといわれています。押すとイタ気持ちいいような感覚が得られるでしょう。

三陰交は冷えや生理のときの肌の不調にとくにおすすめしたいツボです。

ツボプラスα

顔の肌荒れには、合谷《ごうこく》もおすすめ。親指と人差し指のつけ根の間のやわらかいところにあります。

爪をキレイにする

割れたり、すじの入った爪をツボで健康的に!
東洋医学では肝《かん》を養います

太衡《たいしょう》

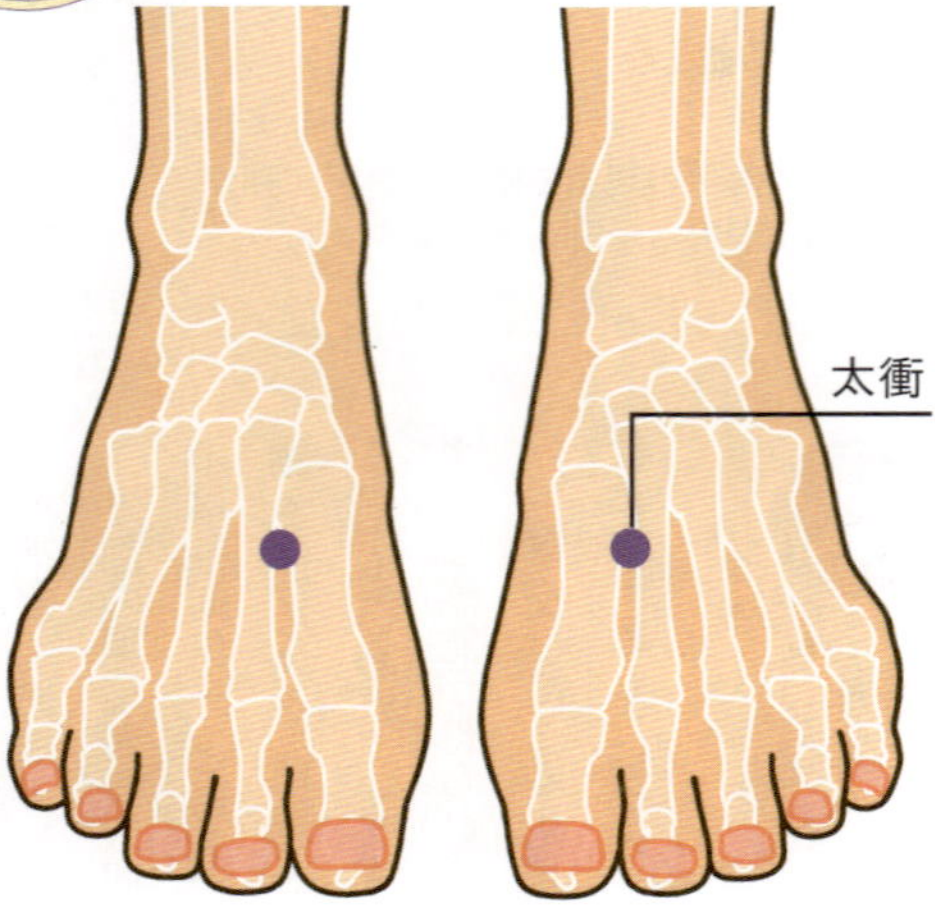

位置 足の甲。親指と人差し指の骨が交わるあたり

押し方：人差し指で足首の方向へ深めに押す
回　数：5秒×3〜5回

手の井穴《せいけつ》

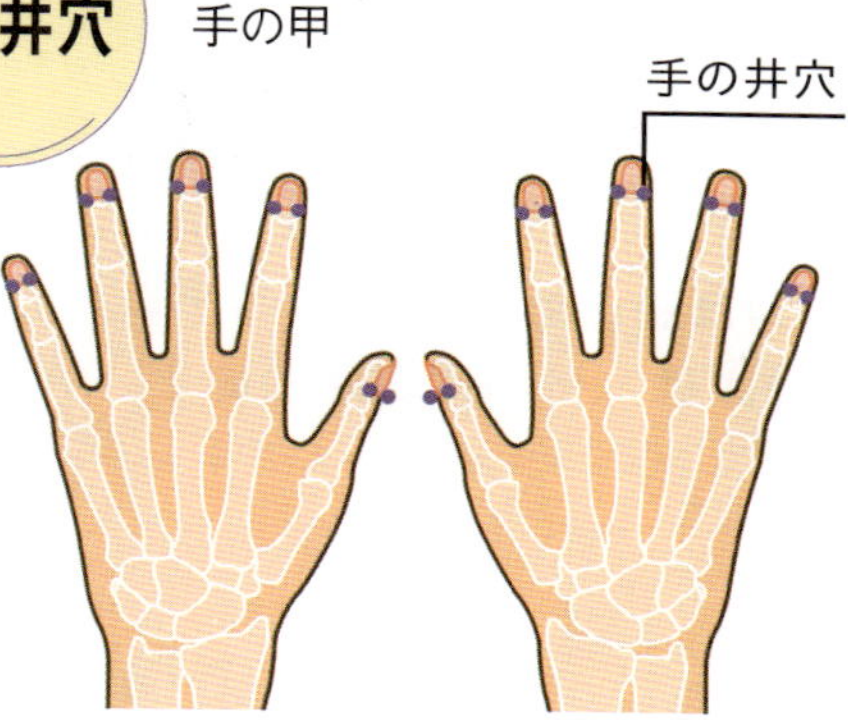

位置 手の指の爪のつけ根のところ

押し方：2 本の指ではさみこむようにして軽く押す
回　数：3秒×3～5回

爪は筋の余りもの

東洋医学では爪は「筋余《きんよ》」といわれています。これは「筋の余りもの」という意味で、筋が爪になると考えられています。東洋医学で筋に対応する臓器は肝です。そして太衝は足の厥陰《けついん》肝経《かんけい》という肝に関連する経絡《けいらく》に属しているため、肝の機能を高めることができるとされています。太衝を刺激することで、爪の改善が期待できるわけです。

手の井穴とは、５本の指の爪のつけ根にあるツボ。押せば、ここから井戸の水のように元気が湧いてくるとされています。

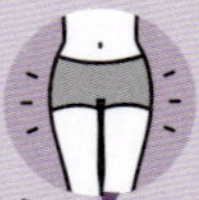

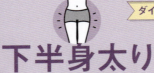

ダイエット

下半身太り

上半身は細いのに、なぜか下半身が太い。
原因は水分の代謝が悪いせいかも

水分《すいぶん》

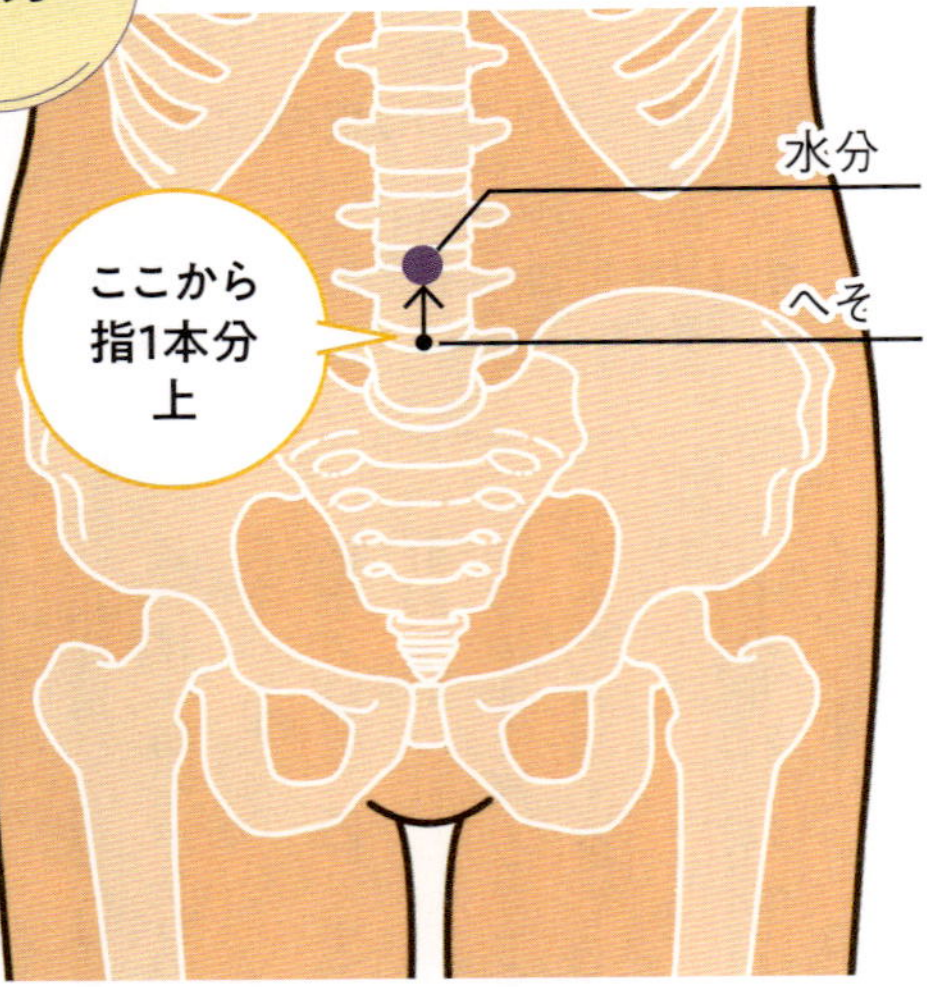

位置 へそから指 1 本分上のところ

押し方：イスに座って薬指と中指でやさしく押す
回　数：5秒×3～5回

三陰交《さんいんこう》

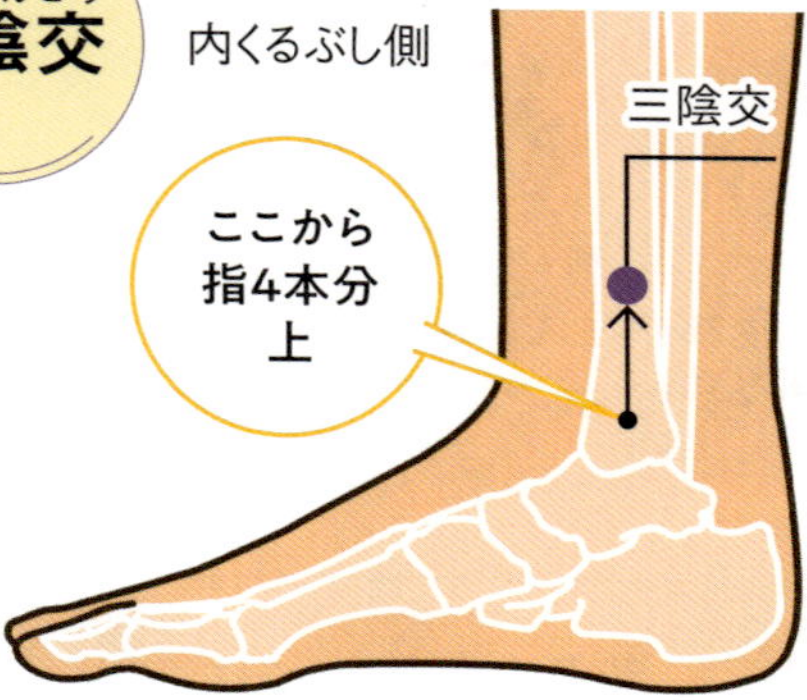

位置 足の内くるぶしの中心から指4本分上のところ

押し方： 両手の親指を使い、やさしく押す
回　数： 3秒×3〜5回

水は下半身に溜まりやすい

身体の水分は重力で足先や下半身に溜まりやすくなります。そのため水分の排出を高めるとされるツボがおすすめです。水分はその名のとおり水分調整に役に立つといわれているツボ。押すだけでなく温めてもいいでしょう。

三陰交は下半身の冷えを伴う水分の停滞に効果が期待できるツボです。

ツボプラスα

半身浴もおすすめ。浴槽に38～40度のお湯をみぞおちくらいまではって、20分程度浸かります。事前に水分補給することを忘れないでください。

むくみ

歩き疲れや冷えによってむくみが出ているのかも。ツボでバランスを整えましょう

腎《じん》兪《ゆ》

背面

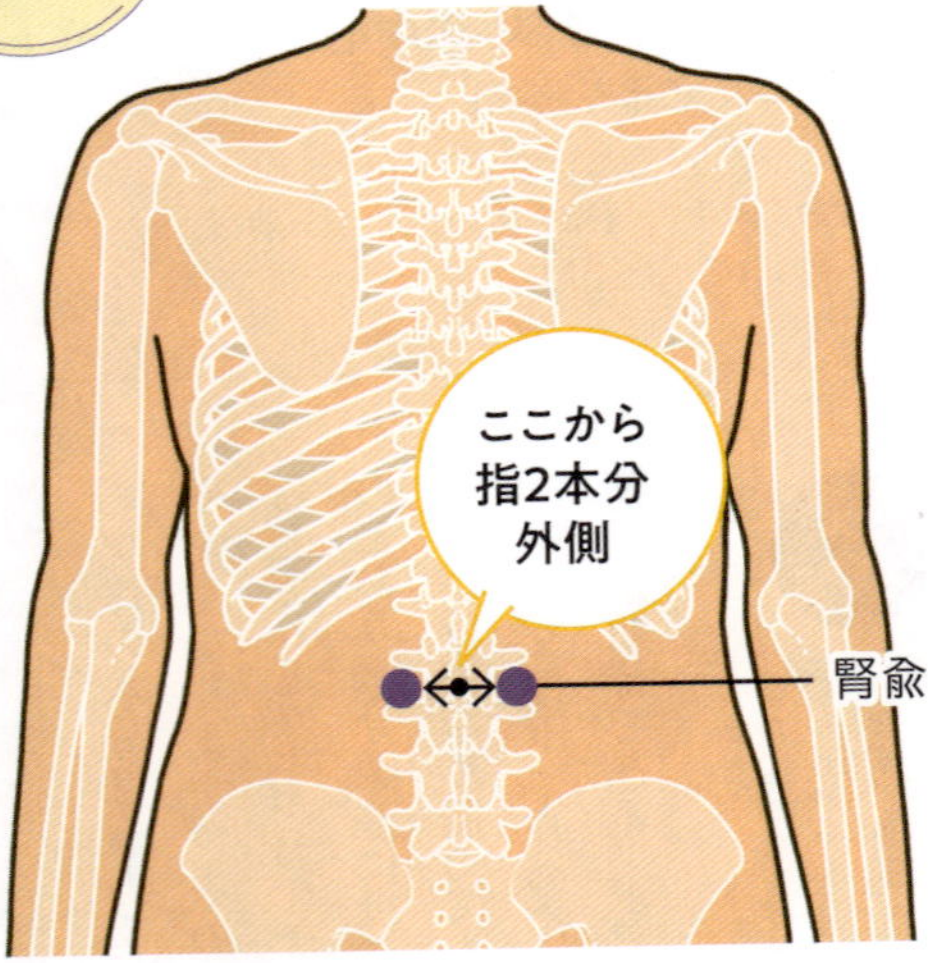

位置　へその裏の高さで、背骨の中心から指2本分外側のところ

押し方：腰に両手をあてて親指で押す
回　数：5秒×3～5回

水分《すいぶん》

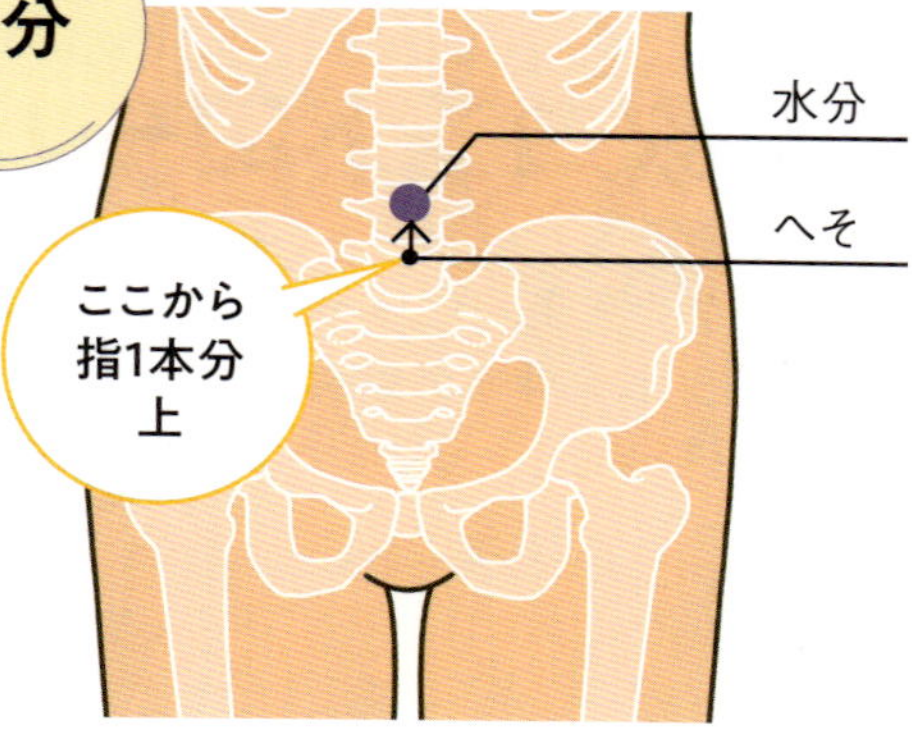

位置 へそから指１本分上のところ

押し方：イスに座って薬指と中指でやさしく押す
回　数：5秒×3～5回

腎《じん》の調子を整える

東洋医学では「腎は水分を主《つかさど》る」といい、腎の調子が悪くなることで水分代謝が悪くなったり、むくみが出たりすると考えられています。腎兪はその名のとおり、腎を癒やすことができるとされるツボです。

水分はおなかにあるツボで、全身の水分代謝を改善。どちらも温めるのもおすすめです。

ツボプラスα

足先にむくみが出ている場合は第2の心臓といわれるふくらはぎのマッサージも有効。筋肉がよく働くように、しっかりほぐしてあげましょう。

食欲コントロール

無理なく健康的にダイエットするなら
ツボを押すのがおすすめ！

飢《き》点《てん》

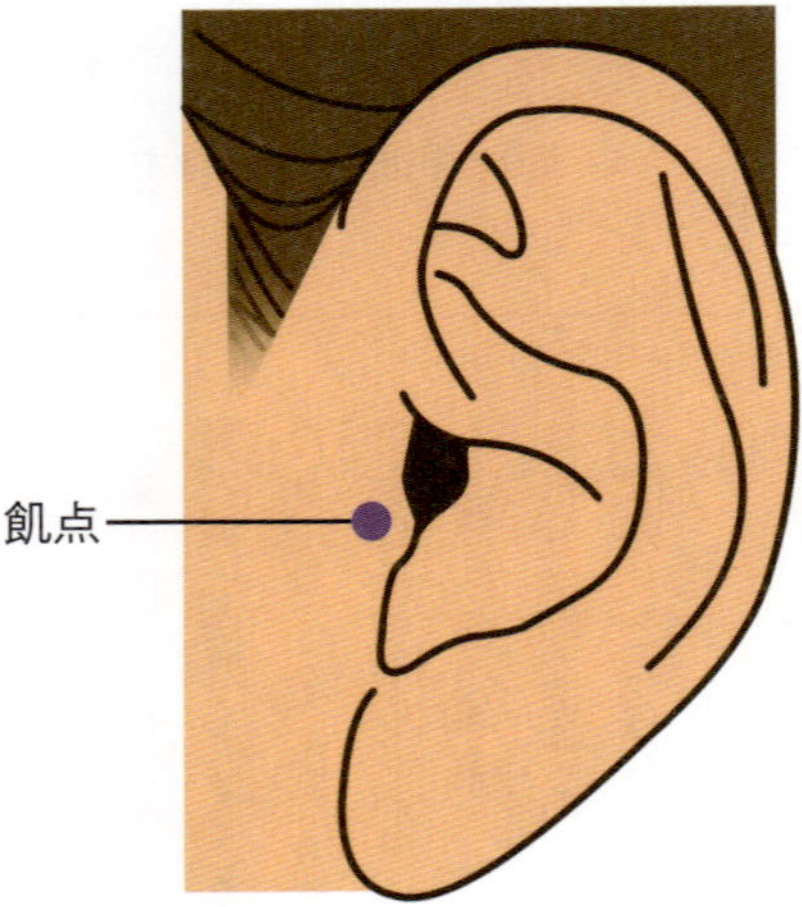

位置 耳の穴の前にある小さな突起の中央部分

押し方：両耳を人差し指で強めに押す
回　数：10 秒×3 回ほど

神門《しんもん》

手のひら

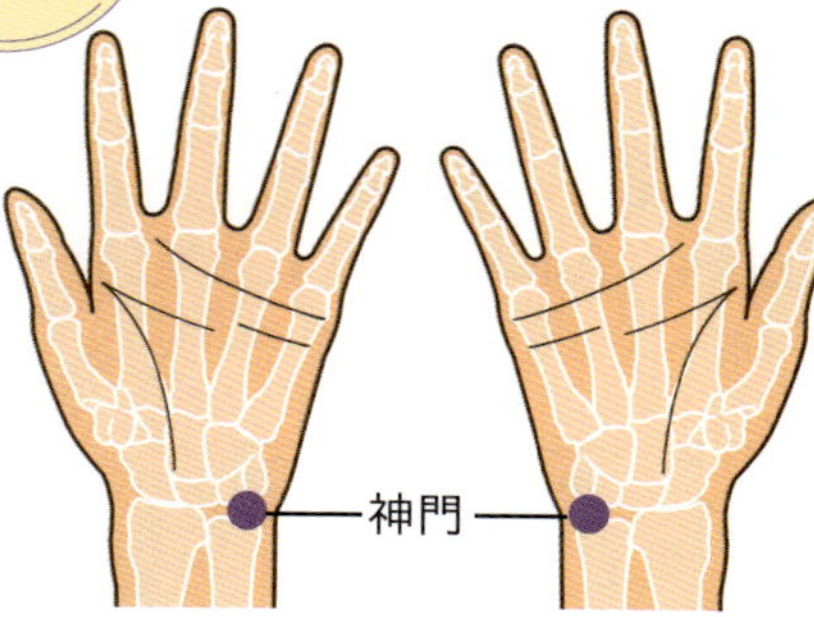

位置 手首の横じわの小指側にあるくぼみ

押し方：親指でゆっくりと押す
回　数：20～30秒×1回

食事の前に押すツボ

飢点は食欲の抑制が期待できるツボ。いわゆる「耳ツボダイエット」でもよく使われます。食事の30分くらい前に押しておくとよいでしょう。

神門は精神を落ち着かせるツボ。一度冷静になって「本当にたくさん食べる必要があるのか」と立ち止まってみましょう。

ツボプラスα

ツボは健康的な食生活の手助けととらえましょう。極端なダイエットでカロリーが足りていない状態では、当然ながらツボの効果も期待できません。

ダイエット

ドカ食い

どうしても食べるのがやめられない！
ストレスや自律神経の乱れが原因かも!?

郄門《げきもん》

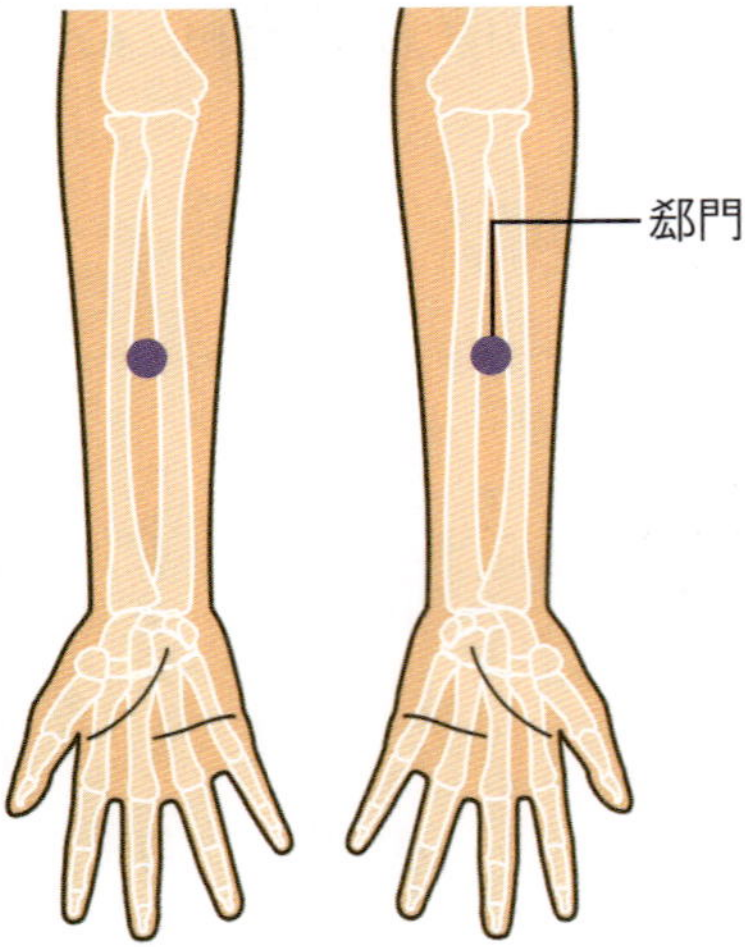

位置 前腕《ぜんわん》の内側。手首とひじのちょうど中心のところ

押し方：親指で強めに押す
回　数：5秒×3回ほど

百《ひゃく》会《え》

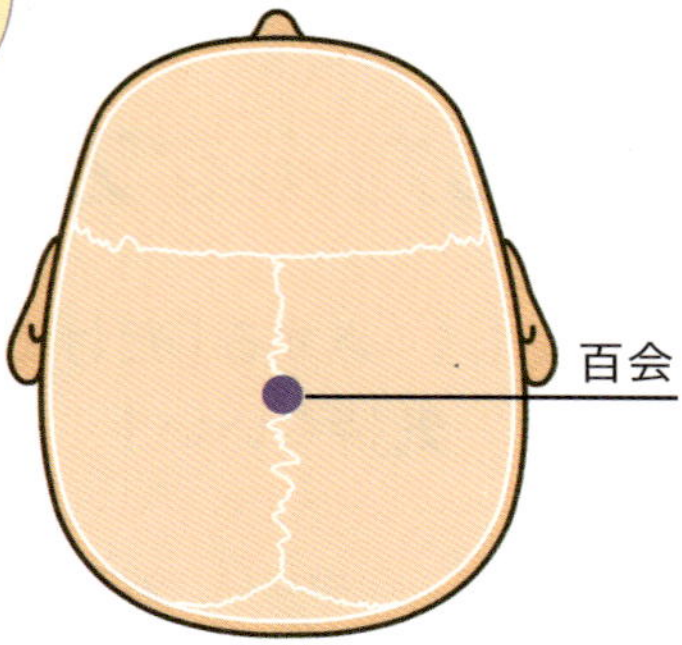

位置　頭のてっぺん。頭頂部の中央

押し方： 両手の中指と薬指を使ってやさしく押す
回　数： 3秒×3〜5回

精神に働きかけて衝動を抑える

郄門は手の厥《けつ》陰《いん》心《しん》包《ぽう》経《けい》という精神に関連する経絡《けいらく》に属し、イライラや衝動を抑えるツボといわれています。

百会は頭に作用して精神を落ち着かせるツボ。どちらのツボも突発的に発生するような食欲に効果が期待できます。一度深呼吸をして、ゆっくりとツボ押しをしてみてください。

ツボプラスα

食事のあとに白湯《さゆ》やお茶など温かい飲み物を飲むのもおすすめです。ドカ食いの原因となっているストレスもやわらげることができます。

COLUMN 3

大切な人をケアするかんたんな方法

やさしく「さする」だけでも気持ちいい！

本書を読んだ人の中には、家族など大切な人にツボ押しをしてみたい、と思った人も多いのではないでしょうか。ただ、相手のツボを押すのは、初めてだと意外と難しいもの。もっとかんたんな方法があります。

それは身体を「さする」こと。本人が気になっている部位や、ツボの周辺を手のひらでやさしくさすってあげましょう。

肩がこっているのだったら、首から肩にかけて、一方向に（往復しない）左右それぞれ5～6回もさすれば十分です。

さするときは、ツボ押しのように力を入れる必要はありません。むしろ「皮ふ」のみに刺激を与える（筋肉までいかない）ようなつもりで行います。これだけで非常に気持ちがよく、効果があるのです。

注意点として、素肌を直接さするのはやめておきましょう。服の上からさすったり、タオルや手ぬぐいをあてて、その上からさすったりするようにしてください。

第4章

突然やってくる心の悩みを改善するツボ

ツボはメンタルの不調にも効果があります。緊張したとき、イライラしたとき、不安になったとき……ツボならいつでもどこでも押せるから覚えておくと安心です。

やる気が出ない

朝起きて体が重かったり、動きたくない、
力が出ないときにおすすめのツボ

足の井穴《せいけつ》

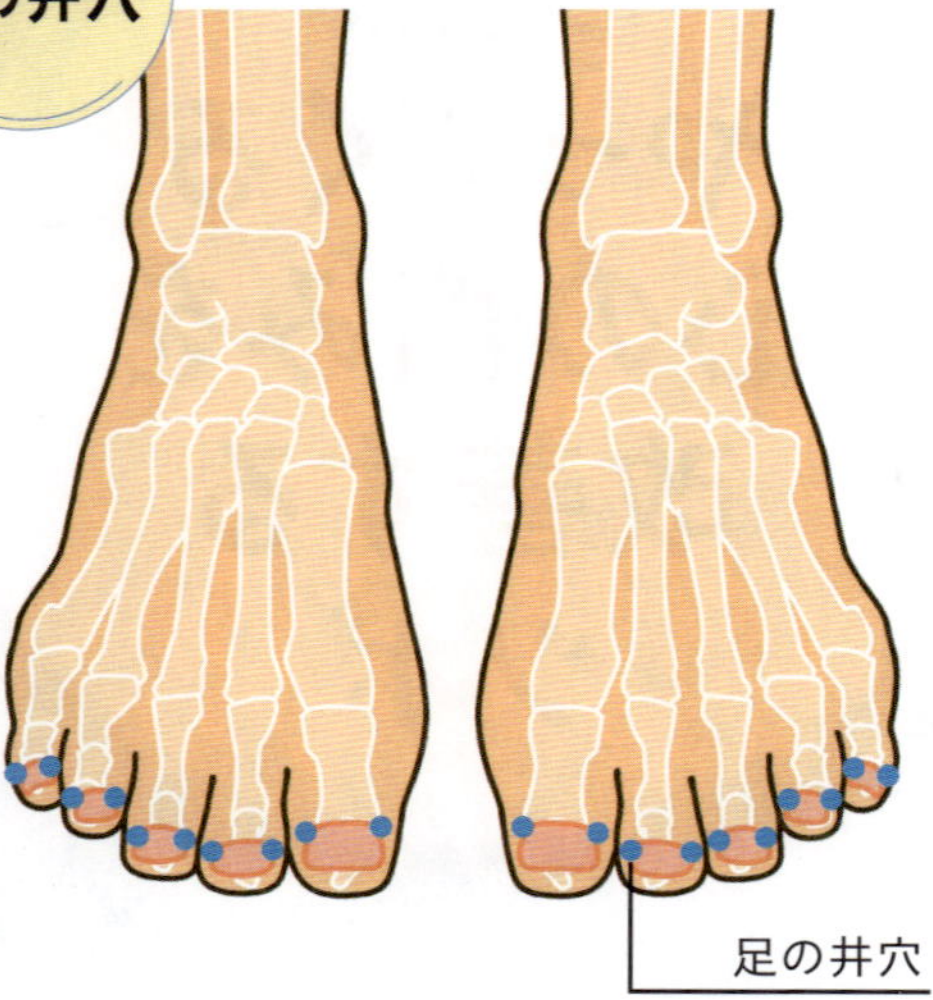

位置 足の指の爪のつけ根のところ

押し方：2本の指でツボをはさみながら、足の指を回す
回　数：3秒×5〜8回

湧泉《ゆうせん》

足裏

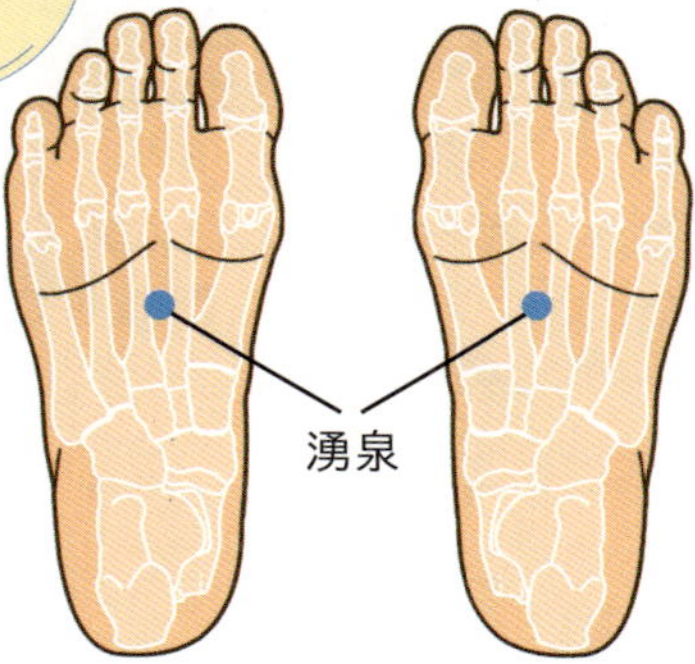

位置　足の指を曲げたときに、足裏でいちばんへこむところ

押し方：両手の親指を重ねて深めに押す
回　数：5秒×3〜5回

「足」から元気を出してみる

立つことと歩くことがラクになると、自然とやる気が出てきます。足から元気を出せるようなツボを押してみましょう。足の井穴で足指を刺激すると、「地面を踏みしめる感覚」が出て、足がスイスイと自然に進むようになってきます。

湧泉は足を支える土踏まずを刺激できるツボです。

ツボプラスα

おなかのツボ、中脘《ちゅうかん》もおすすめです。胃腸の調子を整えてくれますが、押すと全身に元気が出てきます。

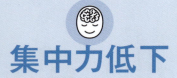

集中力低下

やることが山積みなのに、身が入らない。
困ったときはツボで頭を刺激してみて

率谷《そっこく》

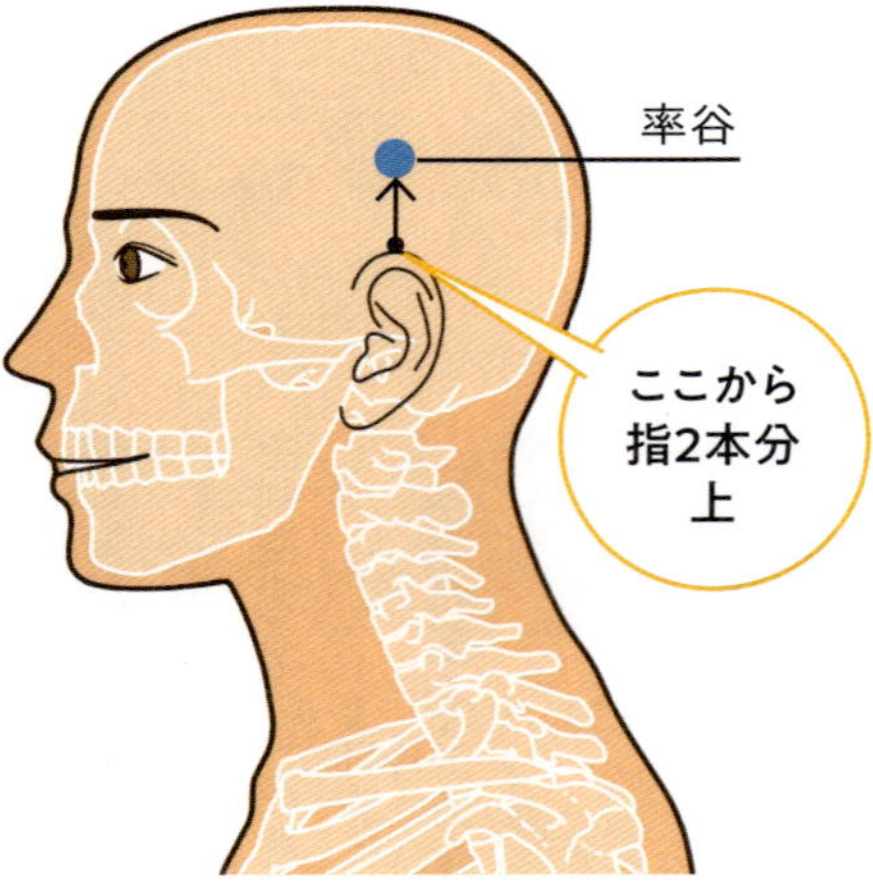

位置　耳のいちばん上から、さらに指２本分上のところ

押し方：中指と薬指で左右のツボを同時に押す
回　数：3秒×3～5回

手の井穴《せいけつ》

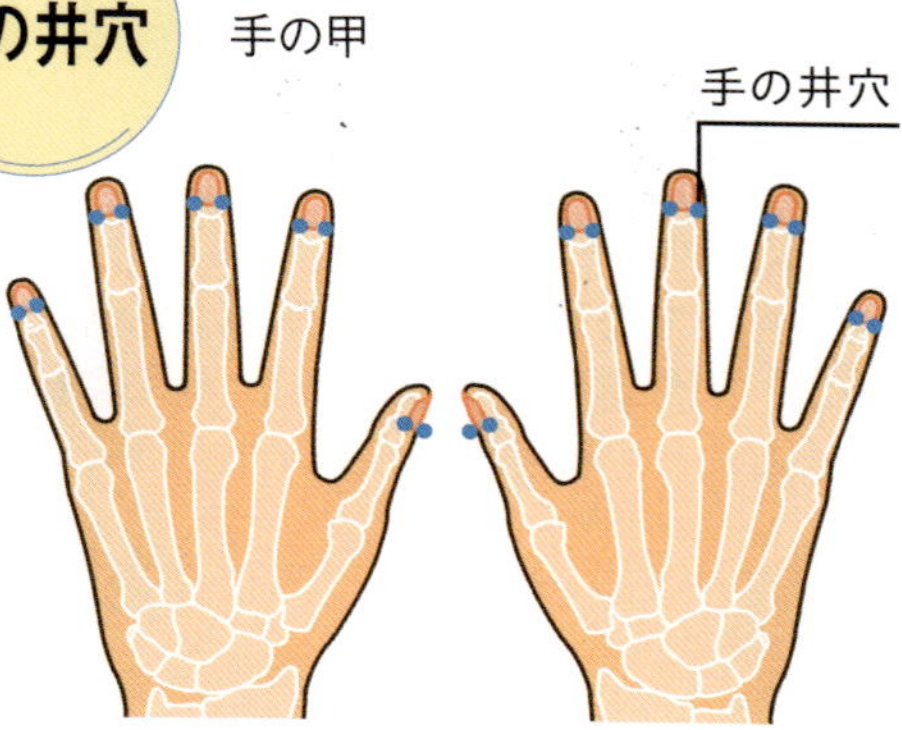

位置 手の指の爪のつけ根のところ

押し方：2 本の指ではさみこむようにして軽く押す
回　数：3秒×3～5回

頭に「喝」の刺激を入れる

率谷は側頭部にあり、頭から顔にかけて刺激できるツボです。ぼんやりしているときに押すと、頭に「喝」を入れてもらったような気分になるでしょう。目も冴えてくるはずです。

手の井穴は指の疲労をケアするツボ。指先がよく動くようになると、自然とものごとに集中できるようになります。

ツボプラスα

ツボ押しがあまり効かないときは、自分の想像以上に疲れているのかもしれません。「集中力の低下」を身体からのメッセージととらえ、休息しましょう。

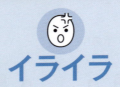

イライラ

イライラすると自律神経が乱れたりと
身体によい影響がありません。ツボで解消！

百《ひゃく》会《え》

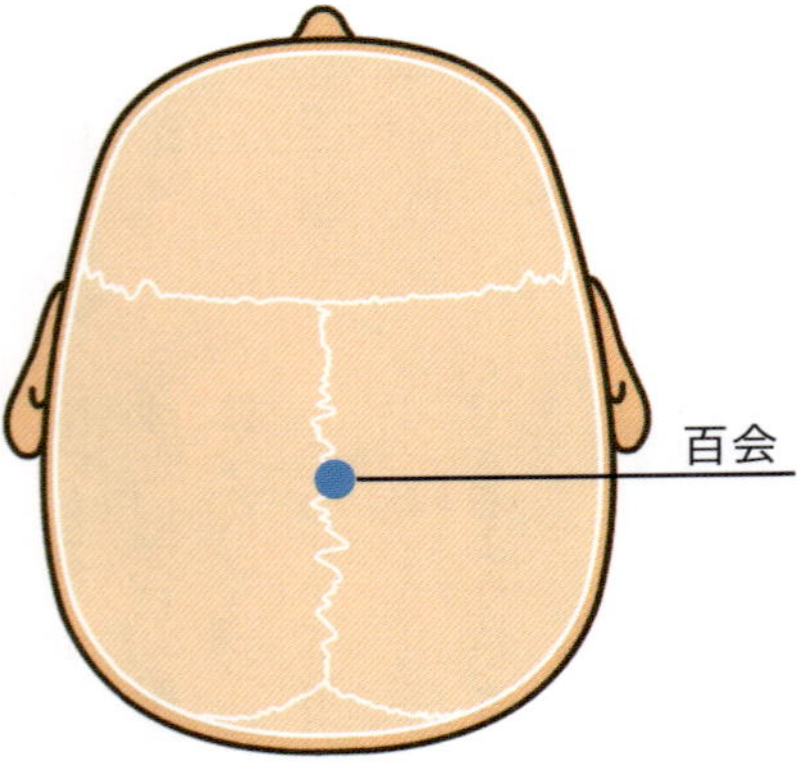

位置 頭のてっぺん。頭頂部の中央

押し方：温かいおしぼりをあてて離す
回　数：2〜3秒×3回ほど

湧泉《ゆうせん》

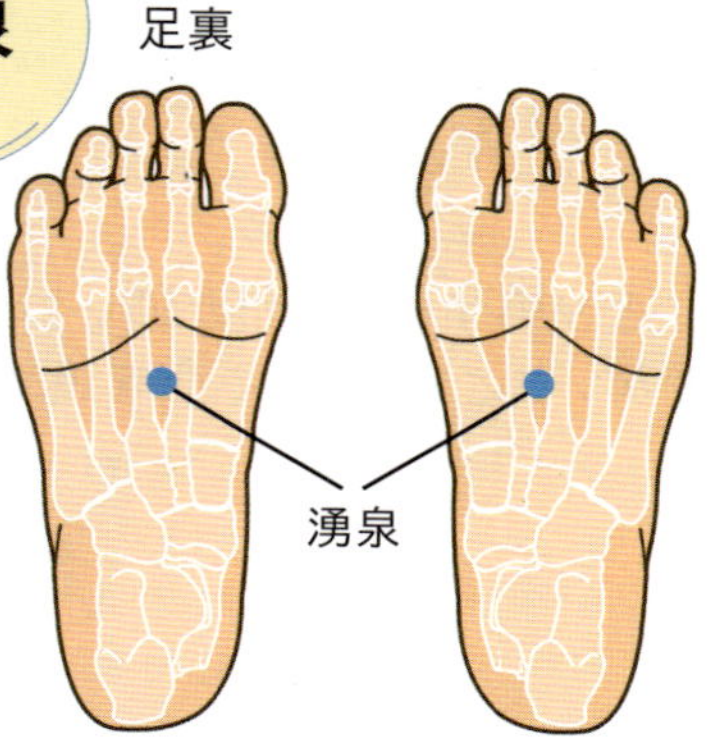

位置 足の指を曲げたときに、足裏でいちばんへこむところ

押し方：両手の親指を重ねて深めに押す
回　数：5秒×3～5回

気持ちを落ち着かせるツボ

イライラは自分のキャパシティ以上の仕事や家事を抱えたときに発生しがちです。百会は精神をリラックスさせて、自律神経を正常に働かせる効果があるといわれます。頭から全身がシャキッとした感覚を得られるでしょう。
湧泉は慢性的な疲労に効くとされているツボ。足から元気が出てきます。

ツボプラスα

百会は人の感情のすべてが集まる場所といわれています。百会の周りのかたくなっている部分も一緒に温めたり、手でほぐすのもおすすめ。

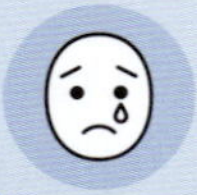

パニック

やることが多すぎると頭が追いついていかないことも。ツボで心を鎮めて

霊道《れいどう》

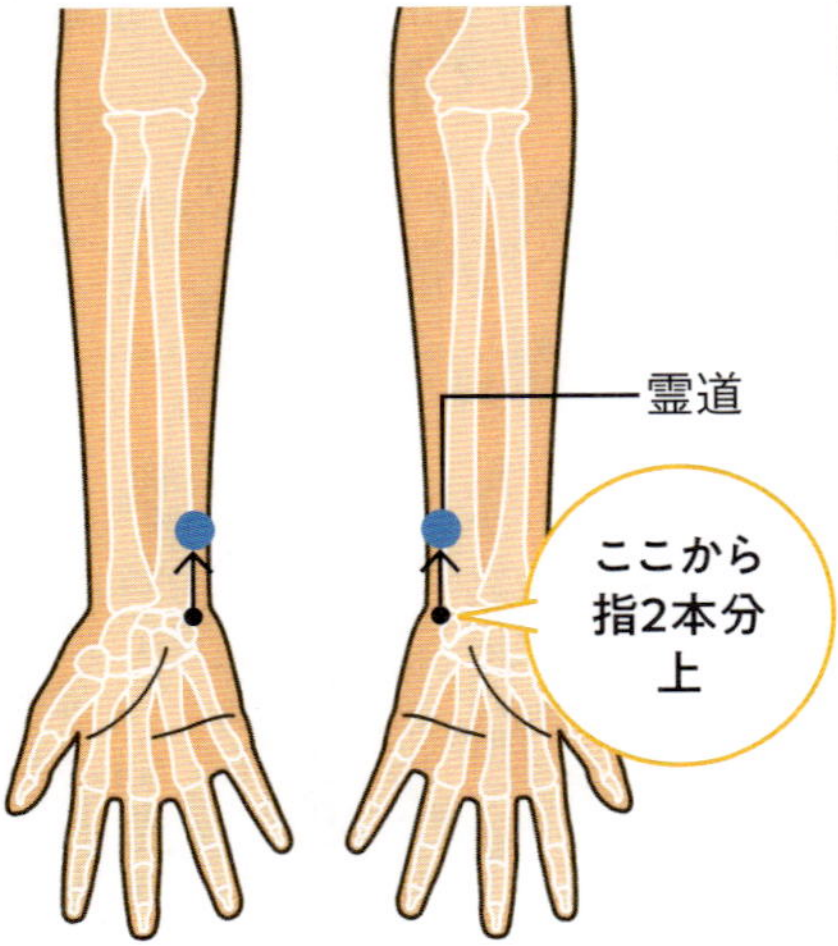

位置 手首にあるシワの小指側（神門）からひじに向かって指2本分上

押し方：親指でゆっくりと押す
回　数：20〜30 秒× 1 回

神門《しんもん》

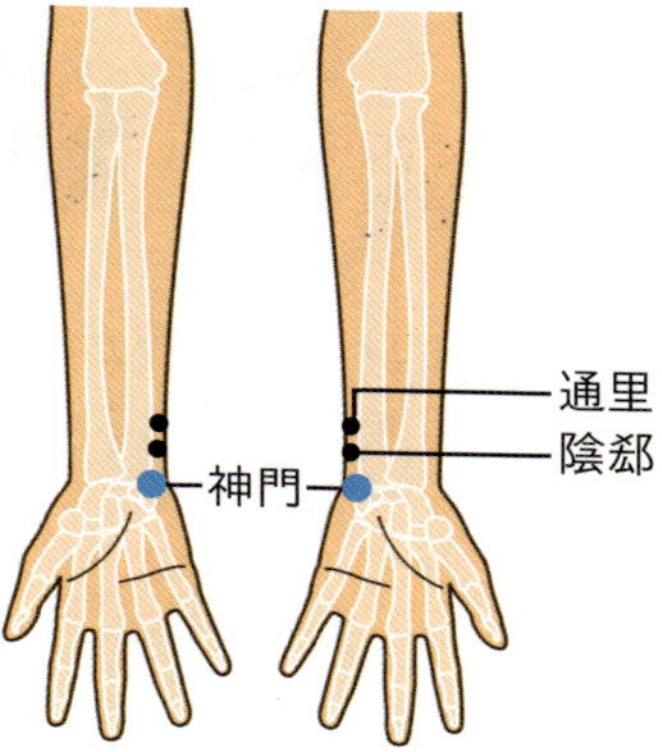

位置　手首の横じわの小指側にあるくぼみ

押し方：親指でゆっくりと押す
回　数：20～30 秒×1 回

霊道から手首に向かって押す

霊道の「霊」は心や精神機能を意味しています。「道」はその機能を伝達する経路のことです。ツボにさわってみると、手首の方向に筋が伸びているのがわかります。実はこの筋の上には霊道だけでなく、神門、陰郄《いんげき》、通里《つうり》など、心を整えるツボが並んでいます。余裕があったら、霊道から手首の方向に数か所押していきましょう。なんとなく押すだけでも、どこかのツボにあたります。いつの間にか気持ちが落ち着いているでしょう。

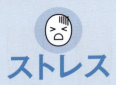

ストレス

ストレスで身体に影響が出る前に
早めに心身を整えましょう

太衝《たいしょう》

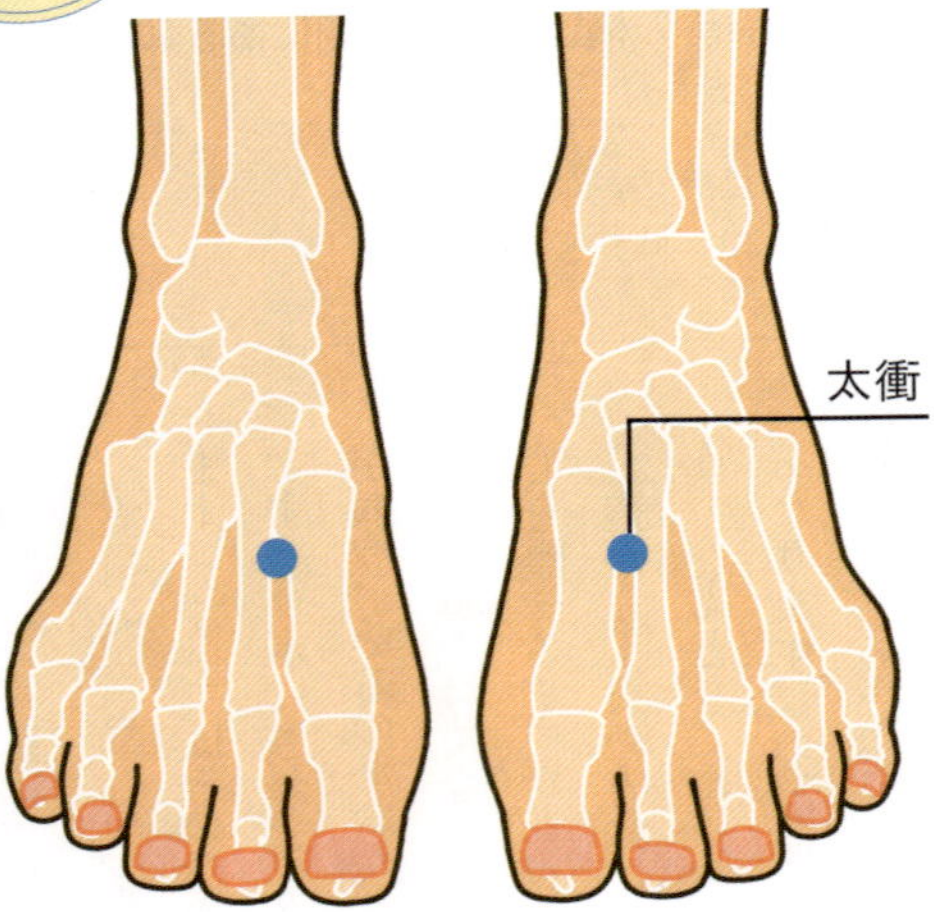

位置 足の甲。親指と人差し指の骨が交わるあたり

押し方：人差し指で足首の方向へ深めに押す
回　数：5秒×3〜5回

中脘《ちゅうかん》

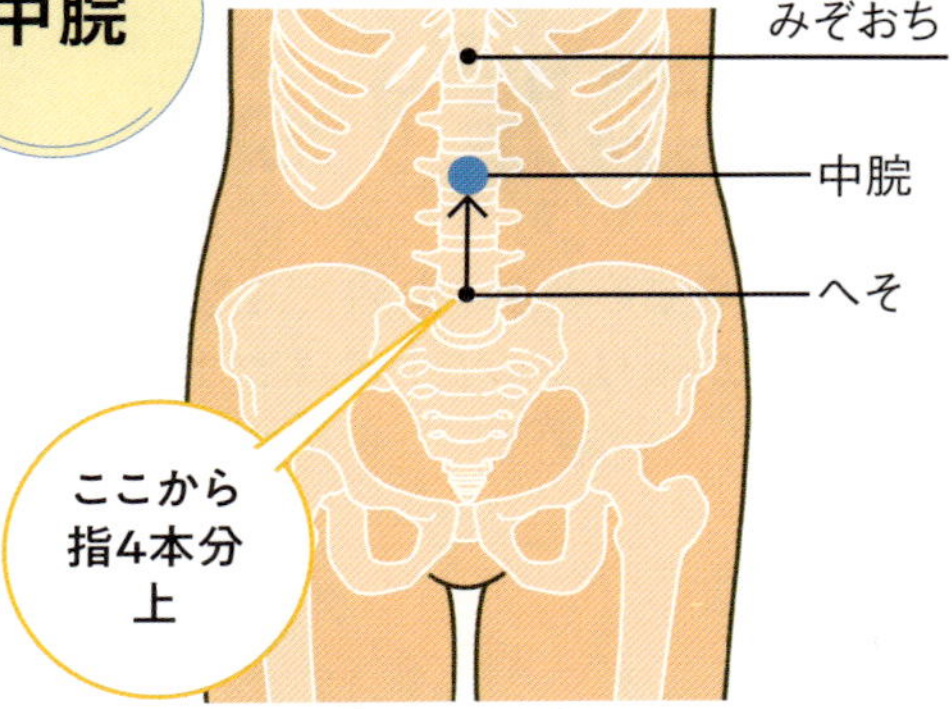

位置　へそとみぞおちの線を結んだ中間で、
へそから指4本分上のところ

押し方：仰向けになって薬指と中指でやさしく押す
回　数：5秒×3～5回

ストレスと肝《かん》の関係

東洋医学ではストレスで肝の調子が悪くなると考えられています。太衡は足の厥陰肝経《けついんかんけい》という肝に関連する経絡《けいらく》に属し、ストレスに効くといわれています。

ストレスを受けると胃腸の働きが低下したり、胃が収縮してかたくなります。中脘は胃をほぐすことのできるツボ。内臓機能全般の働きも活発にし、身体を元気にしてくれます。中脘はイスに座って押すこともできます。できるだけイスに深く腰をかけて、力を抜いて押してみてください。

緊張する

苦手なことをするとき、失敗できないとき……
心や身体が張りつめたときはツボが有効！

膻中《だんちゅう》

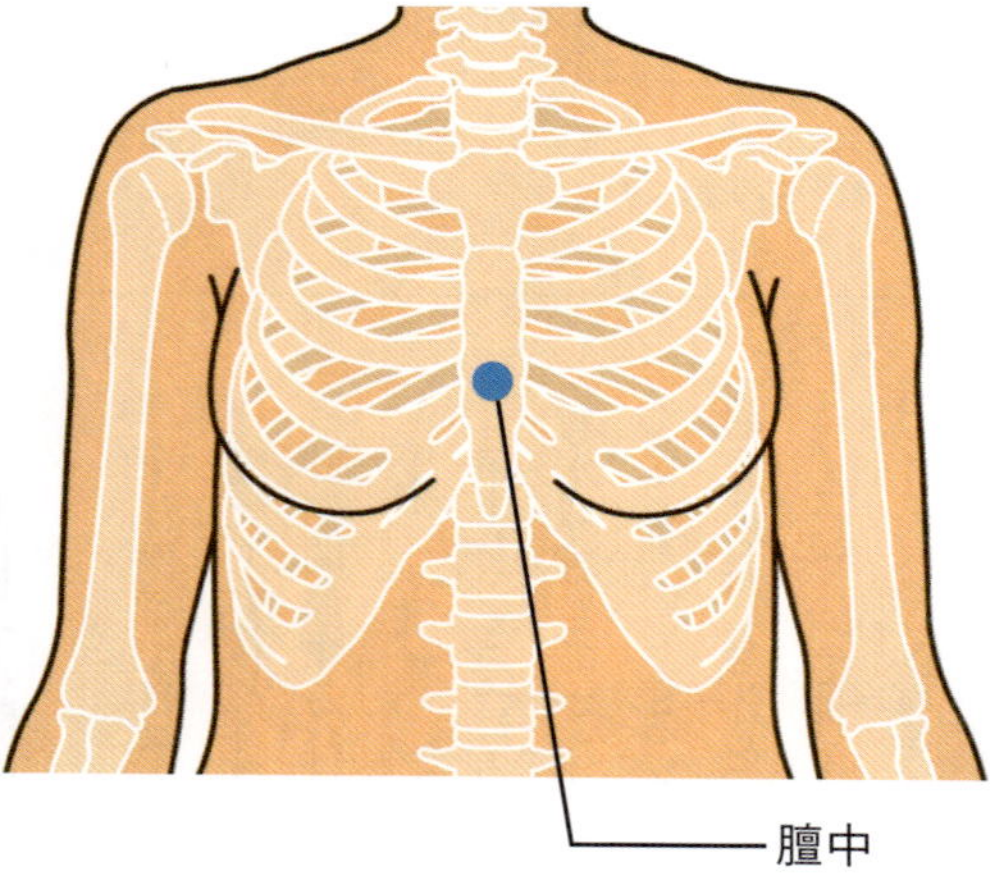

位置　乳首と乳首の間にある、かたい骨のところ

押し方：手をにぎって軽く叩く
回　数：3〜5回

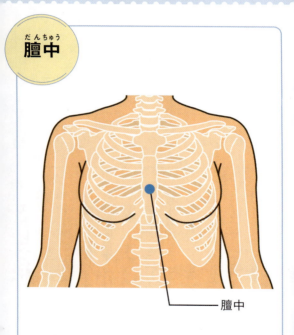

労宮《ろうきゅう》

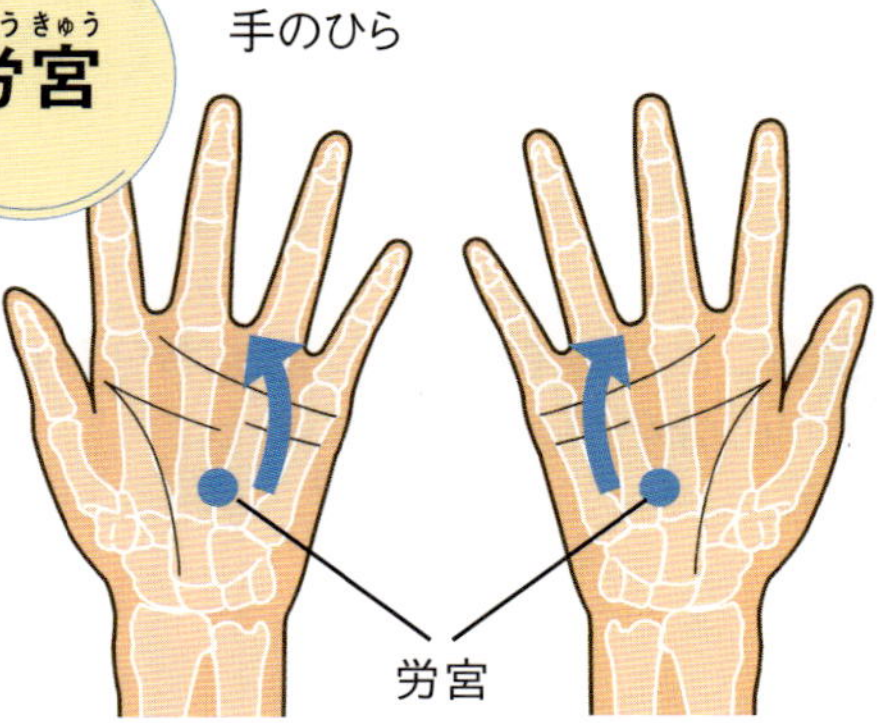

位置 中指と薬指の間、手のひらの真ん中のくぼんでいるところ

押し方：親指で、手首のほうから指先に向かってやや強めに押す

回　数：5秒×3〜5回

「まかせとけ！」のポーズ

膻中は精神的なストレス、とりわけ緊張におすすめのツボです。緊張すると、胸のあたりに手がいくことがありませんか。それは無意識のうちに膻中に触れて緊張をやわらげようとしているのかもしれません。「まかせとけ！」のようなポーズで胸を張って軽く叩いてみましょう。

労宮は「心労や疲労が集まるところ」という意味のツボ。手の厥陰心包経《けついんしんぼうけい》という精神に関連する経絡《けいらく》に属しています。押すとじんわりとした気持ちよさがあります。

不安になる

不安なことがあるときはツボをお守りに。
心身を整えて立ち向かって！

気海《きかい》

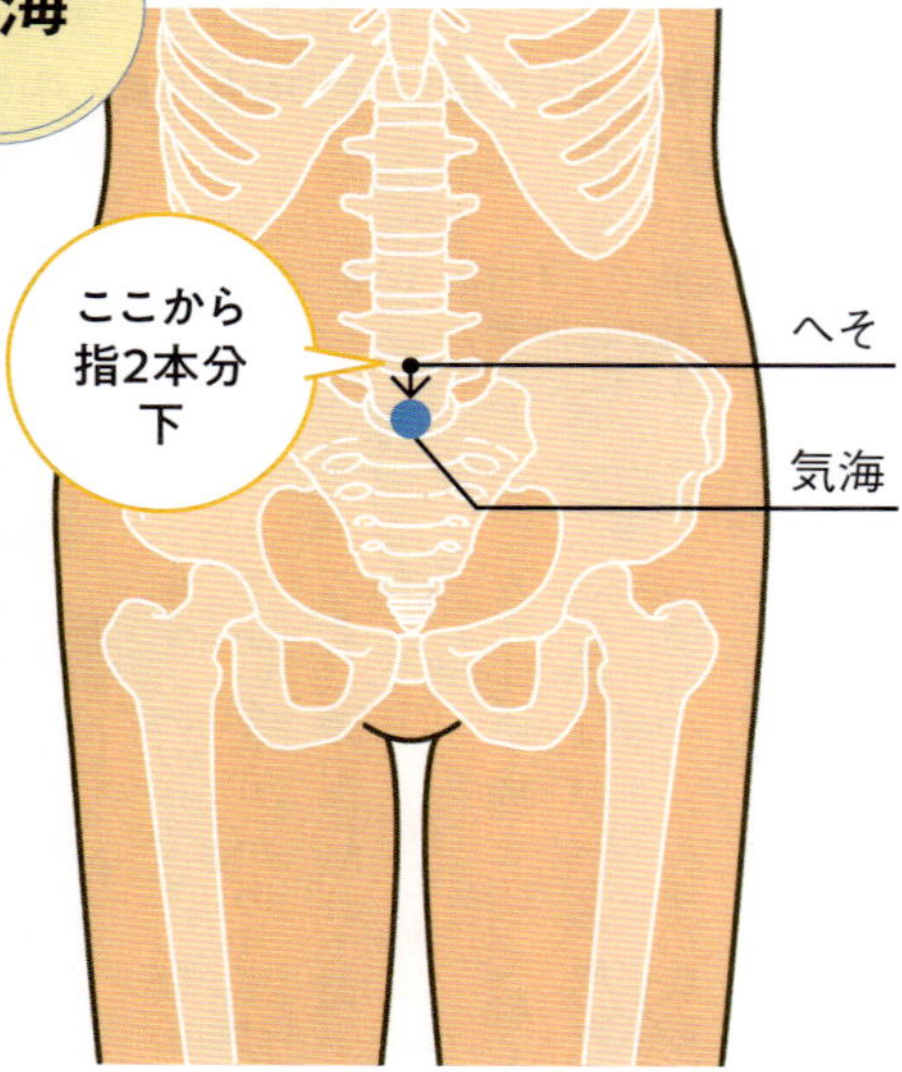

位置　へそより指2本分下のところ

押し方：手をにぎって軽く叩く
回　数：3～5回

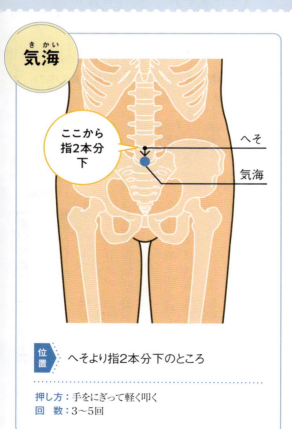

膻中《だんちゅう》

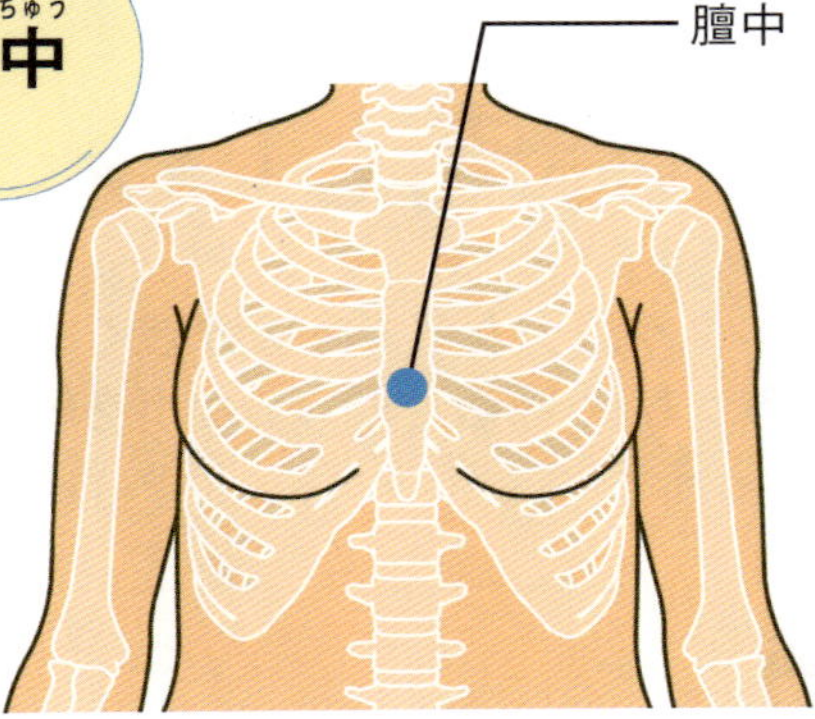

位置 乳首と乳首の間にある、かたい骨のところ

押し方：手をにぎって軽く叩く
回　数：3～5回

ものごとに動じにくくなるツボ

気海を刺激して意識すると、身体の余分な力が抜けてものごとに動じにくくなっていきます。「困難に立ち向かうツボ」といったところ。

膻中は心の調整全般におすすめのツボです。気海も膻中も身体の真ん中を縦に通るライン上にあります。ゆるぎない身体の「軸」を整えて、不安に打ち勝ちましょう。

ツボプラスα

気海は「丹田《たんでん》」ともいわれています。「丹田に力を入れれば、健康と勇気を得られる」といい、ここを意識して腹式呼吸をすると気持ちが落ち着きます。

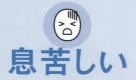

息苦しい

ストレスや疲労などで呼吸が浅くなって
いるかも!? 呼吸を助けるツボを紹介

雲門《うんもん》

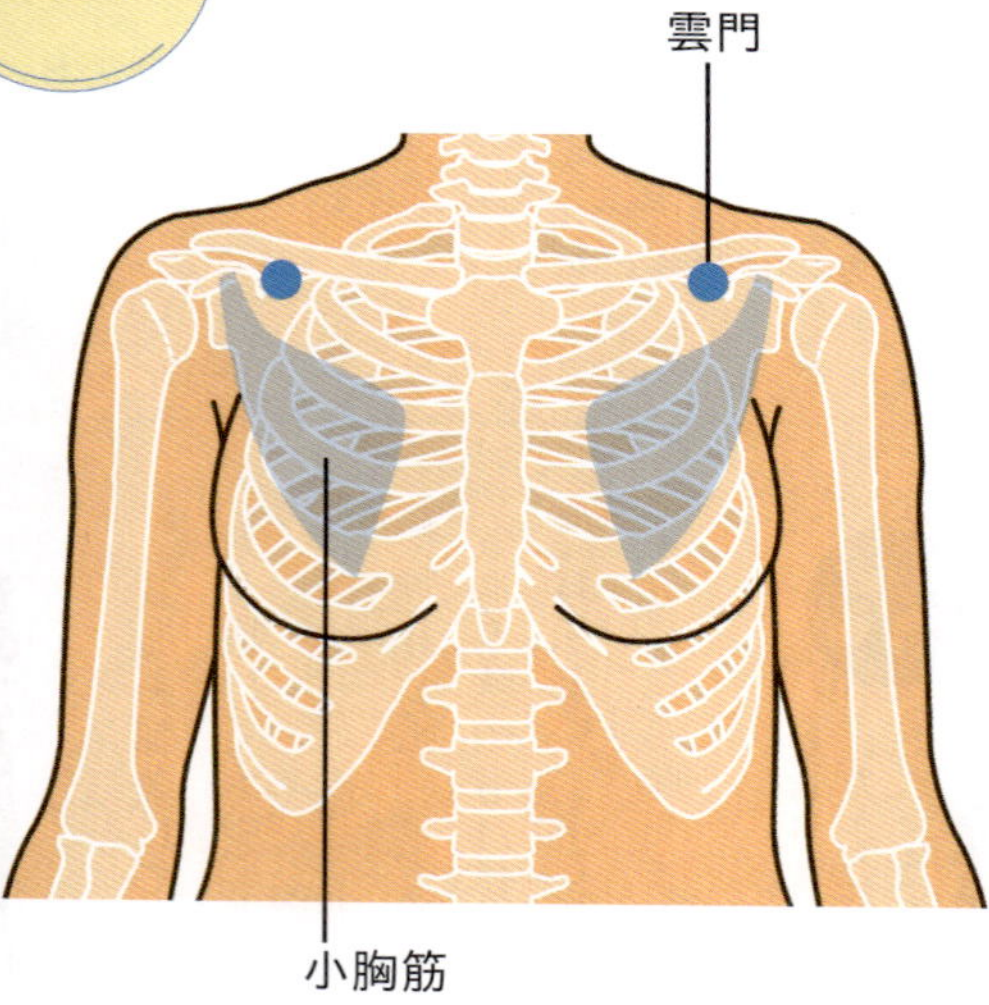

位置 鎖骨の下側を肩方向になぞっていくと
あたるくぼみ

押し方：中指と薬指で押す
回　数：5秒×3～5回

中府《ちゅうふ》

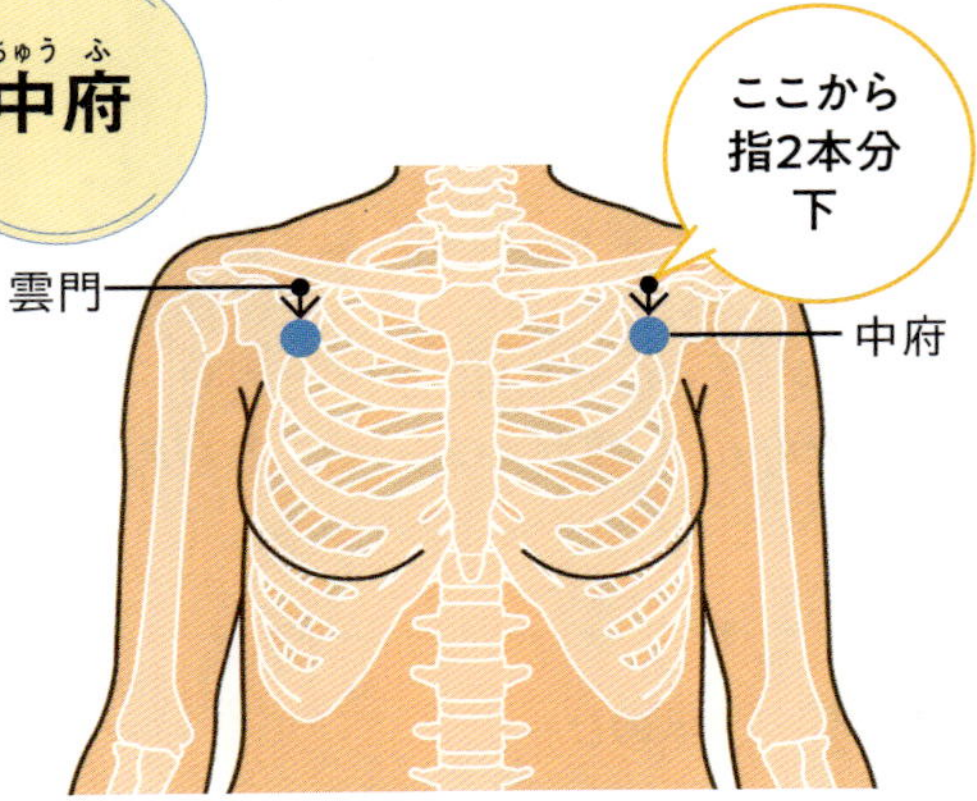

位置 鎖骨の下側を肩方向になぞっていくとあたるくぼみ（雲門）より指2本分下

押し方： 中指と薬指で押す
回　数： 5秒×3〜5回

呼吸を助ける経絡《けいらく》と筋肉を刺激

デスクワーク中の疲労感や眠気は、呼吸が浅くなっていることが原因かもしれません。雲門も中府も近いところにあり、呼吸を管理する手の太陰肺経《たいいんはいけい》という経絡に属しています。また解剖学からみても、これらのツボの近くには呼吸を助ける小胸筋《しょうきょうきん》があります。西洋、東洋の両面で理にかなったツボといえるでしょう。

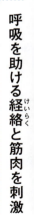

ツボプラスα

息苦しい……と思ったら、一度、部屋の換気をしてみましょう。そしてひと息入れてからツボ押しをしてみましょう。リフレッシュできるはずです。

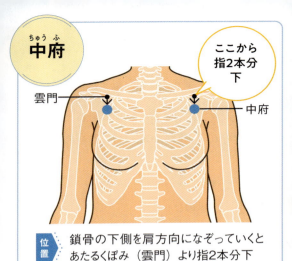

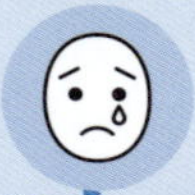

悲しみにおそわれる

急に悲しくなったり、涙が出たり……。
ツボで心の不調がやわらぐこともあります

神門《しんもん》

手のひら

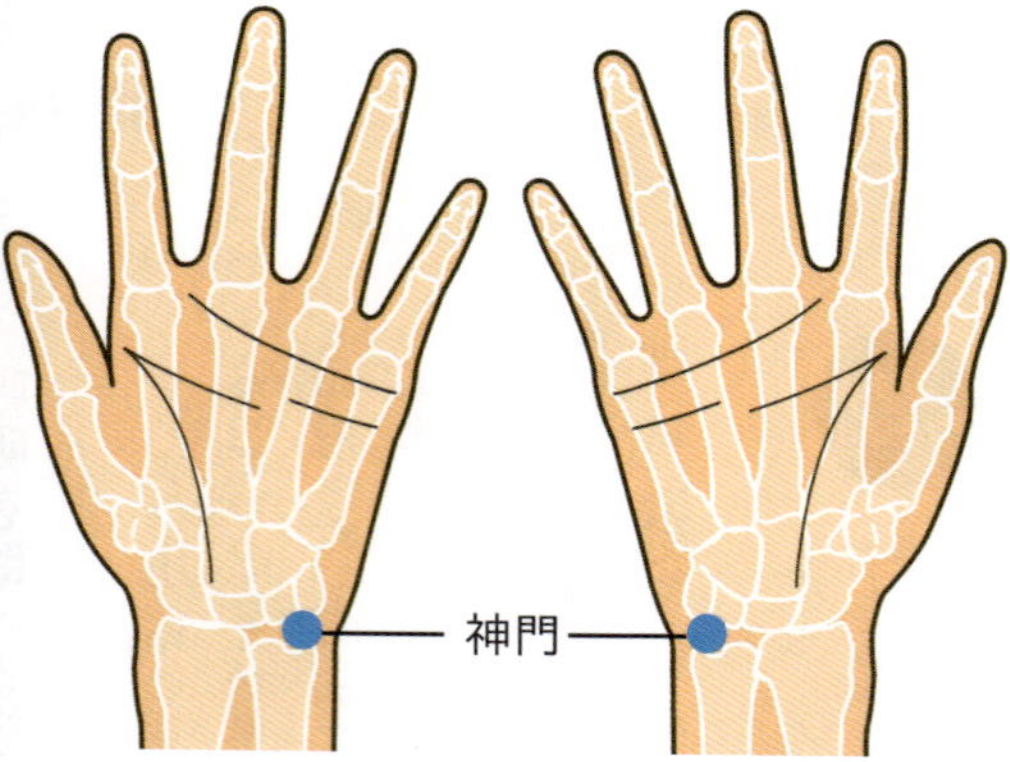

位置　手首の横じわの小指側にあるくぼみ

押し方：親指でゆっくりと押す
回　数：20〜30 秒×1 回

合谷《ごうこく》

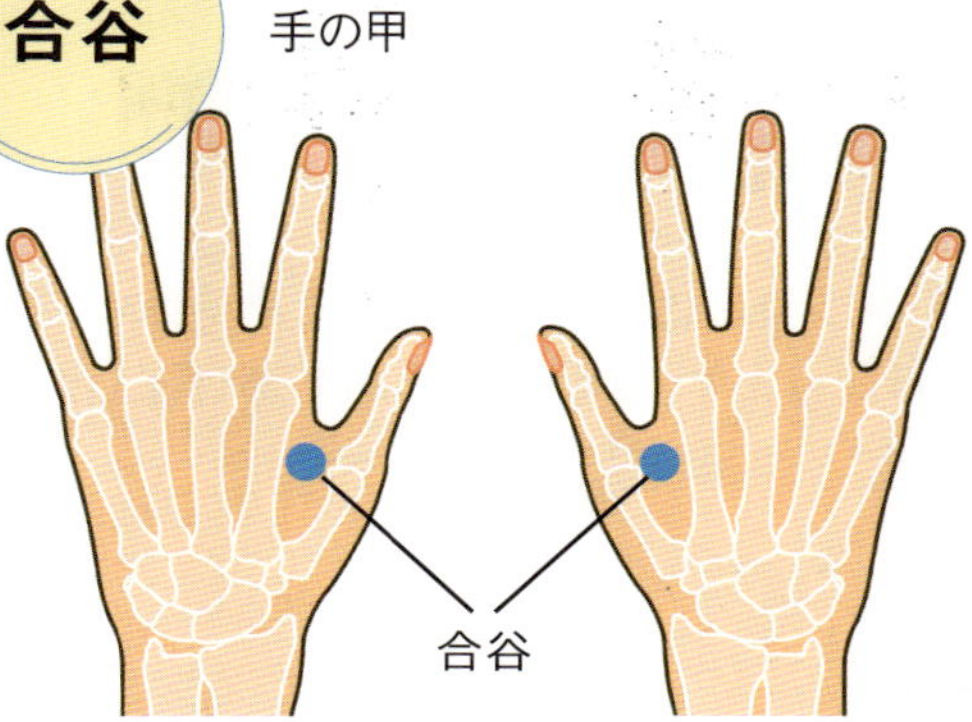

位置　親指と人差し指のつけ根の間のやわらかいところ

押し方：親指と人差し指ではさんで長めに押す
回　数：20～30秒×3回ほど

メンタルを整えるツボ

神門は精神の出入り口とされ、心の不調を改善するときによく使われるツボです。悲しみに限らず、メンタルに不調を感じたときには、まず押してみてください。東洋医学では、悲しみの感情は大腸と関連するとされています。合谷は手の陽明大腸経《ようめいだいちょうけい》という大腸に関連する経《けい》絡《らく》に属し、大腸から元気づけます。

ツボプラスα

神門の近くには、霊道《れいどう》、陰郄《いんげき》、通里《つうり》など、メンタルを整えるツボがあります。「パニック」（Ｐ１４６）を参考にこれらを押すのもおすすめです。

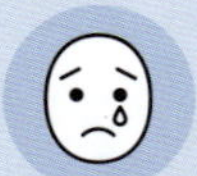

気持ちが沈む

メンタルにダメージがあると身体も
こわばります。ツボでゆるめてあげましょう

巨《こ》闕《けつ》

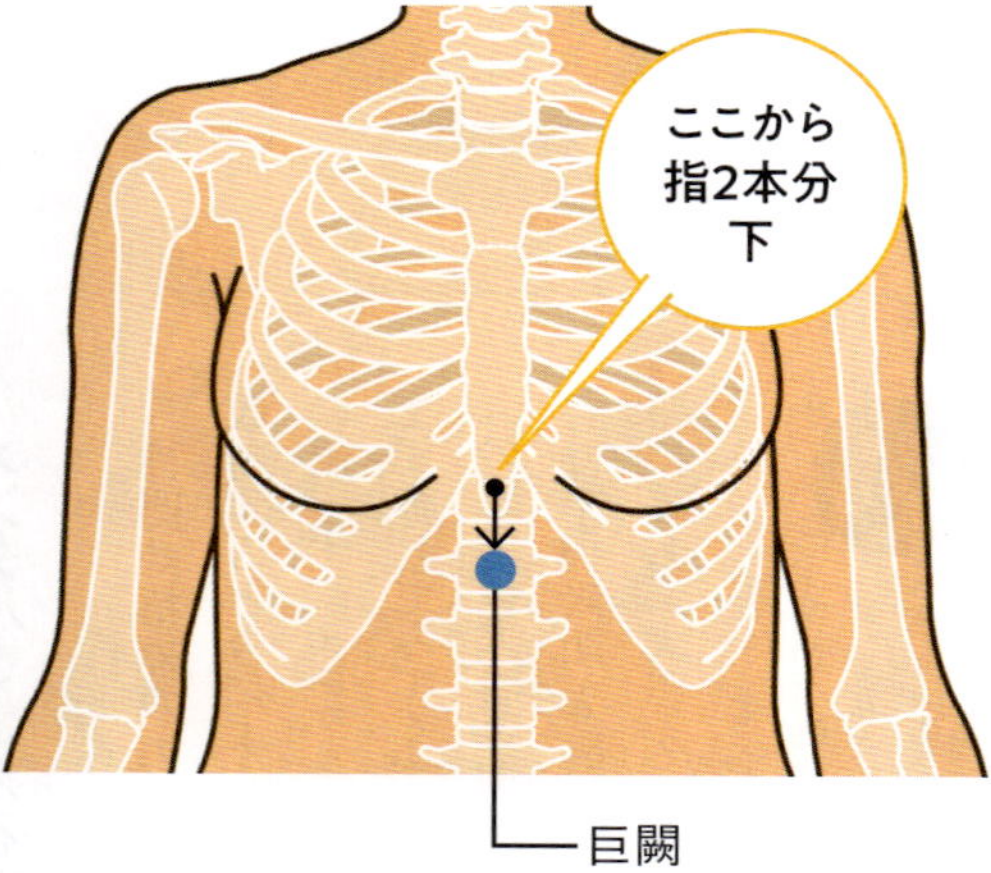

位置 みぞおちから指2本分下のところ

押し方：仰向けになって薬指と中指でやさしく押す
回　数：5秒×3～5回

心兪《しんゆ》

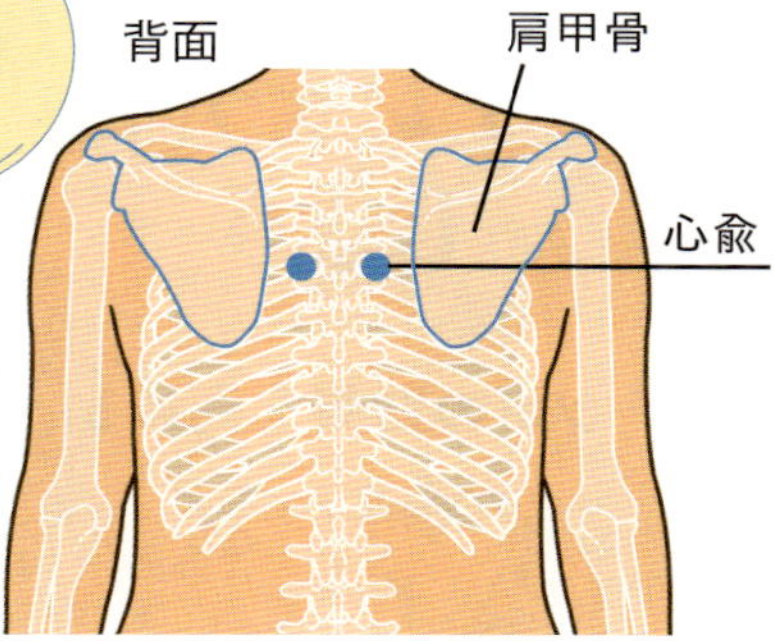

位置 背骨の両脇。肩甲骨《けんこうこつ》の真ん中よりやや下あたりの高さ

押し方： 仰向けになり、温めたおしぼりなどをあてる
回　数： 30 秒×１回

気持ちが沈むとかたくなるツボ

巨闕は気持ちが沈んでいるときや、強い悩みがあるときにかたくなりやすいツボです。自分の気持ちをときほぐすようなつもりで、ゆっくりと押してください。

心兪とその周辺も気持ちが沈んでいるときにかたくなりやすい場所。おしぼりなどで温めると、徐々にゆるんできます。

ツボプラスα

気持ちの沈みには肩こり、腰痛、不眠など身体的なつらさが原因になっていることもよくあります。自分の身体をよく観察してみましょう。

COLUMN 4

ストレッチをしよう

ツボの効果を高める かんたんケア

ストレッチというと「痛い」「あまり伸びなくて悲しい」なんて思う人も多いかもしれません。ここでは身体のかたい人でも行える、かんたんなストレッチを2つ紹介します。

●肩こり

①こっている方の肩を真っ直ぐ上にできるだけ力を入れて上げる（腕は上げない）

②一気に脱力して肩を下ろす

③2～3回ほど繰り返す

●腰のだるさ

①肩幅くらいに足を開いて立つ

②反動をつけつつ、左右にリズミカルに身体をひねる

③目線は左右のひねる方向に向ける

④腕は脱力し、ひねりとともに胴体に巻きつくようにする

⑤5～10回ほど繰り返す

どちらのストレッチも「気持ちよく」行うことがコツです。

第5章

困った身体の不調に効果のあるツボ

冷え性、便秘、猫背……など、誰もが「できれば治したい」と思っている慢性的な不調や身体のクセがあるのでは!? そんな悩みをスッキリさせてくれるツボを紹介します。

冷え性

気温にかかわらずいつも手足が冷える。
ツボで血流をよくしてあげましょう

血海《けっかい》

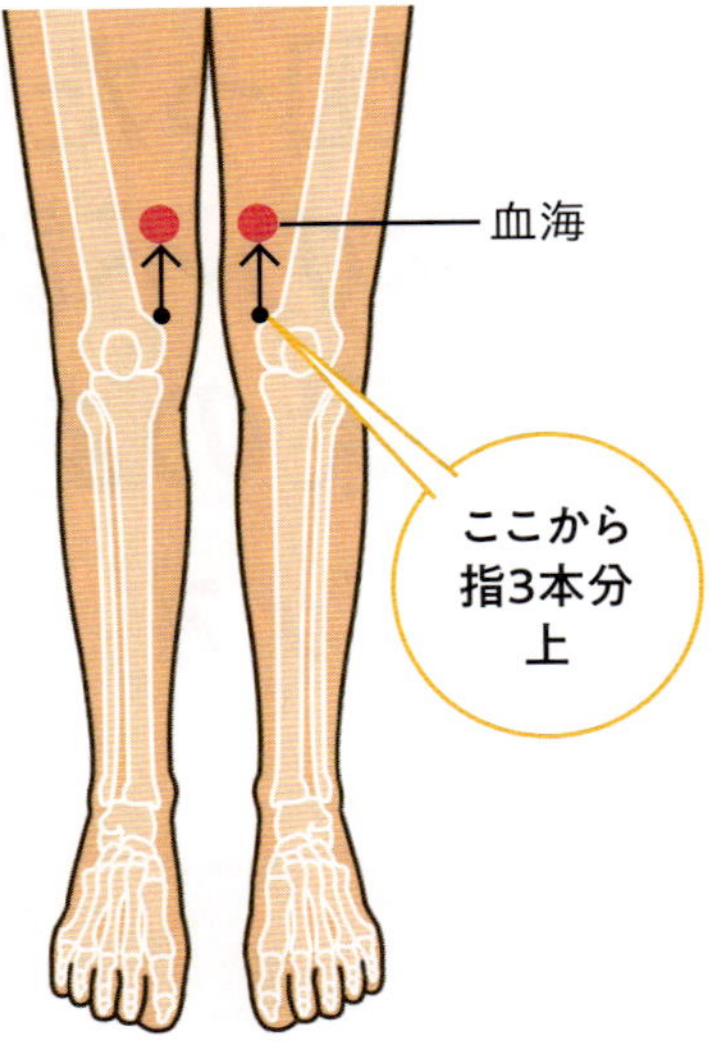

位置 ひざのお皿の内側から指 3 本分上のところ

押し方：イスなどに座って、上からつかむようにして親指で押す

回　数：3秒×3～5回

三陰交《さんいんこう》

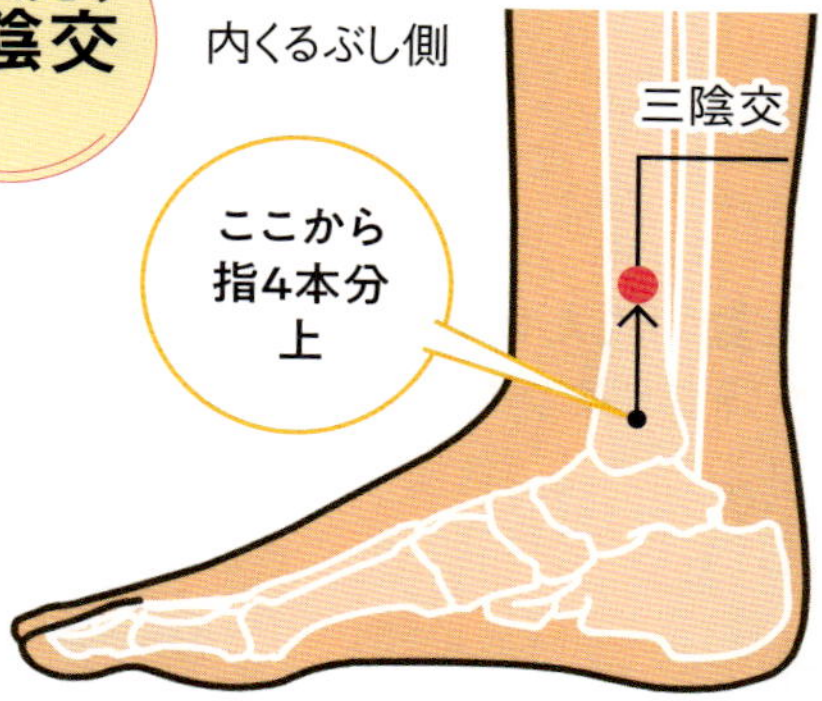

位置 足の内くるぶしの中心から指4本分上のところ

押し方： 両手の親指を使い、やさしく押す
回　数： 3秒×3〜5回

女性の悩みの定番「冷え」

東洋医学で冷えは、気の不足、血流の悪さ、水分のかたよりなど、複合的な原因があると考えられています。おすすめしたいツボは血海と三陰交です。どちらも冷え性に効果があるとされているツボですが、とくに女性の冷えに効果的とされています。どちらも手でさすってじんわりと温めるのもおすすめです。

ツボプラスα

運動不足も冷えの原因です。軽くでいいので、運動してみましょう。動くのがつらい人は「全身がだるい」（P16）を参考にしてください。

汗っかき

ちょっと動いただけなのに汗が止まらない！
汗ジミや臭いも気になる……

大包《だいほう》

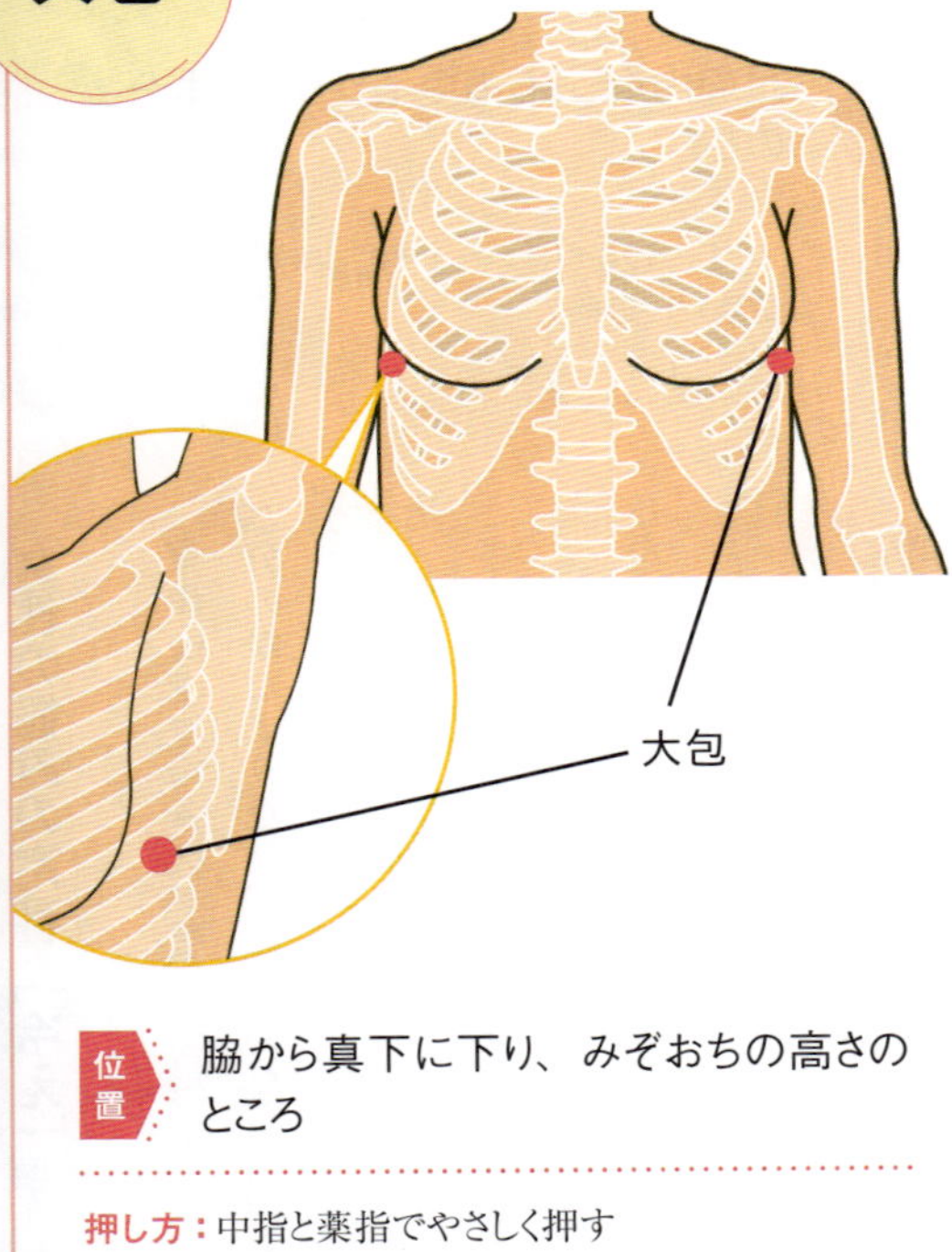

位置 脇から真下に下り、みぞおちの高さのところ

押し方：中指と薬指でやさしく押す
回　数：3秒×3〜5回

屋翳《おくえい》

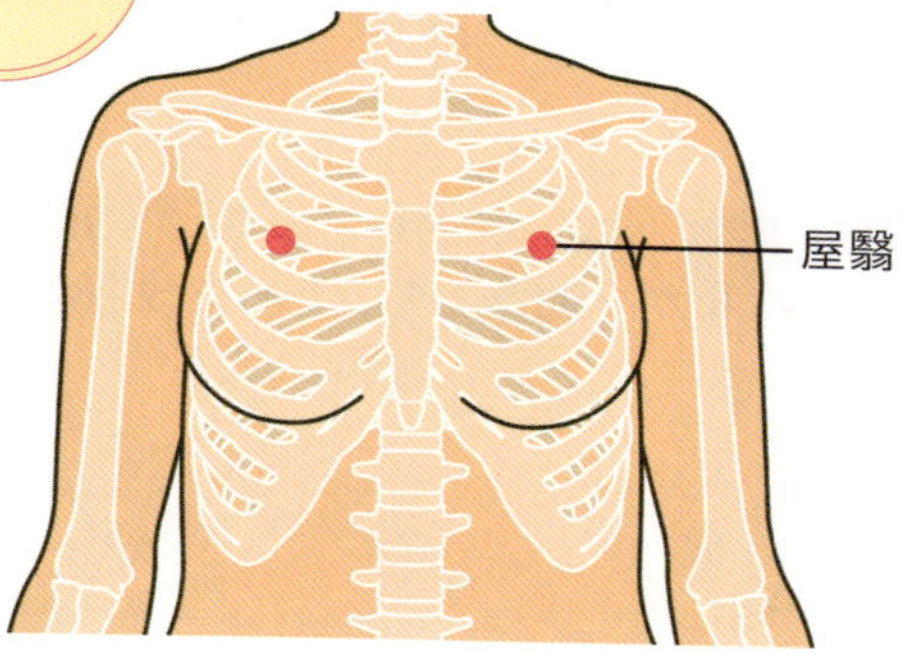

位置 鎖骨と乳首を結ぶ線の真ん中あたり

押し方：中指と薬指でやさしく押す
回　数：3秒×3〜5回

突発的に出てくる汗に

どちらも胸の付近にあり、とくに突発的に出てくる顔や脇の汗を止める効能があるとされるツボです。図の中の「押し方」以外にも、胸の前で腕を組むようにして親指で屋翳、中指で大包を同時に押すことも可能です。

ツボプラスα

東洋医学で汗のコントロールをするのは肺と考えられています。肺は呼吸機能だけでなく、体表を守り、水分を全身に行き渡らせる働きがあるとされています。肺の気を補うには大根、ネギなど白くて辛味のあるものがおすすめ。

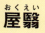

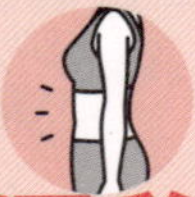

便秘

何日も排便がないと苦しいし、気分も憂うつ。
おなかを刺激して、便秘を改善！

天枢《てんすう》

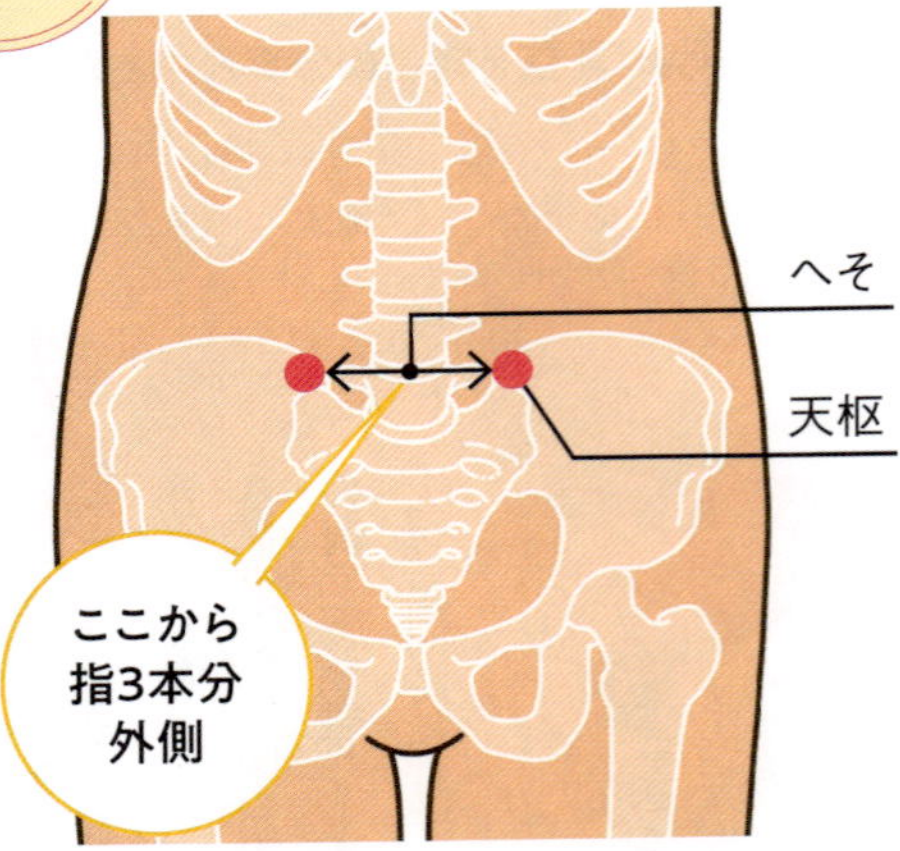

位置　へそから指３本分外側のところ

押し方：仰向けになって薬指と中指でやさしく押す
回　数：5秒×3〜5回

関元《かんげん》

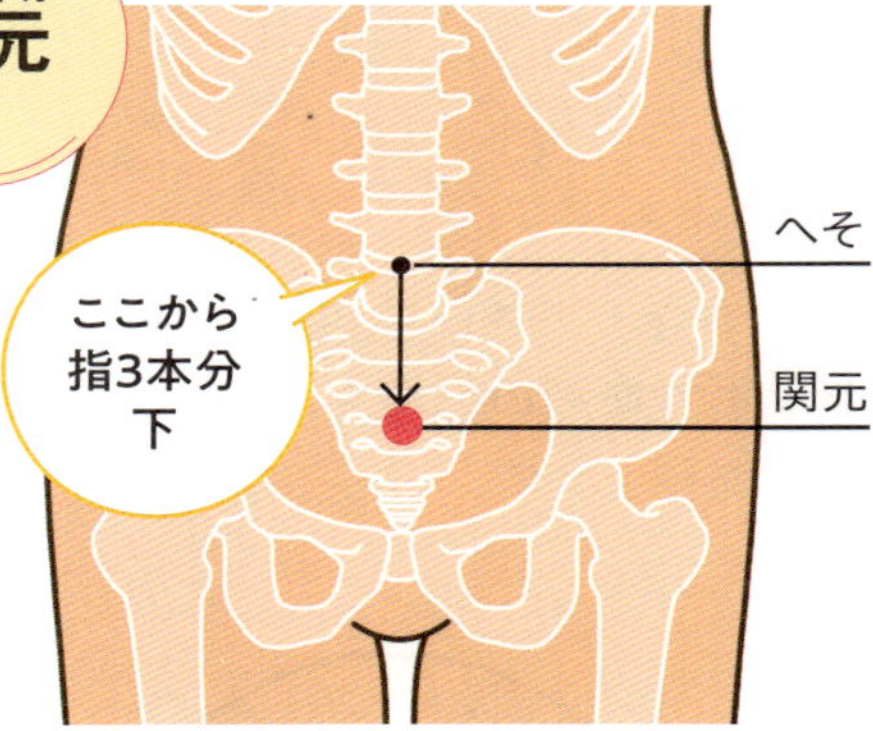

位置 へそから指３本分下のところ

押し方：仰向けになって薬指と中指でやさしく押す
回　数：5秒×3〜5回

おなかのツボを刺激する

どちらもおなかにあって腸を刺激するツボです。押すときに、焦ってしまうのは禁物。仰向けになって、できるだけゆったりとした気持ちで押してください。

天枢と関元を通り、円を描くようにおなかを押すのもおすすめです。次第に腸が動き出してくるのが実感できるでしょう。

ツボプラスα

「急な下痢」で紹介した合谷《ごうこく》（P48）もおすすめ。便秘と下痢は逆なようですが、どちらも大腸の働きを整えて改善するという東洋医学の考え方です。

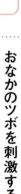

低血圧

身体がだるいし、疲れやすい。
ツボで血液の循環をよくしてあげて

人迎《じんげい》

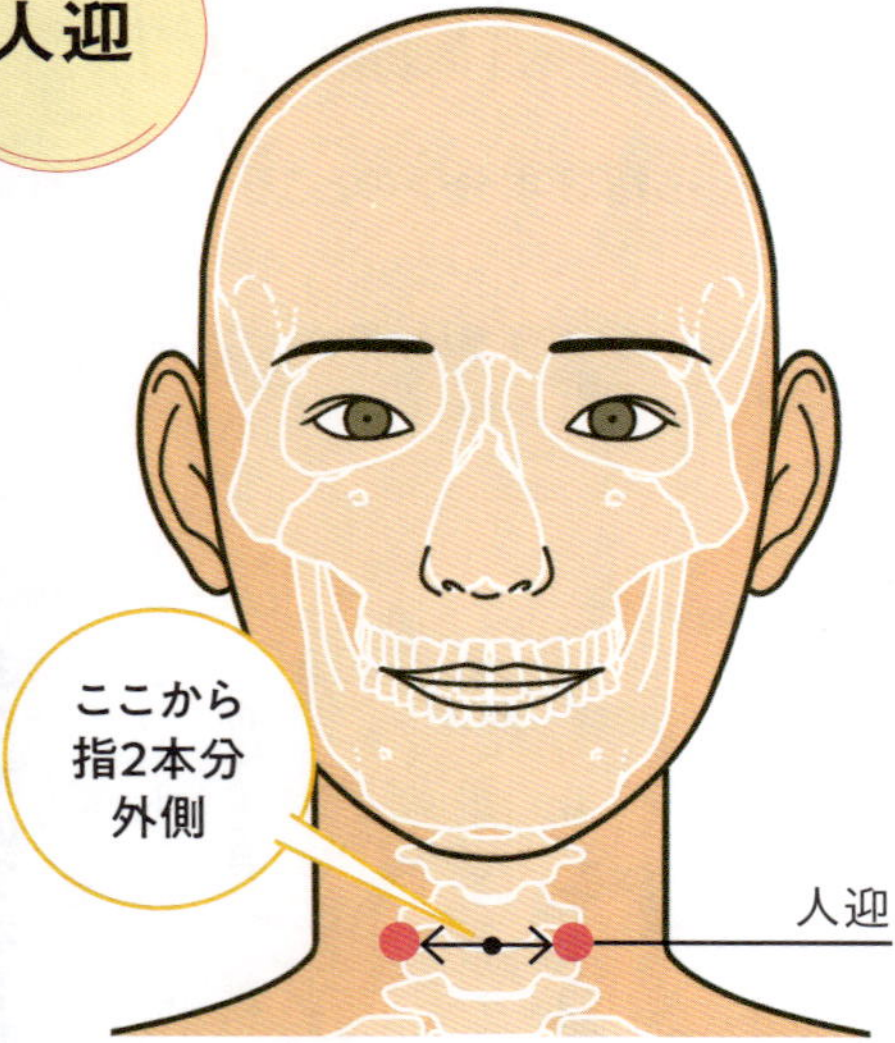

位置 のどぼとけから指2本分外側のところ

押し方： 親指で首の外側に向かって押す。頸動脈《けいどうみゃく》上にあるので必ず片側ずつ押すこと

回　数： 3秒×3回ほど

三陰交《さんいんこう》

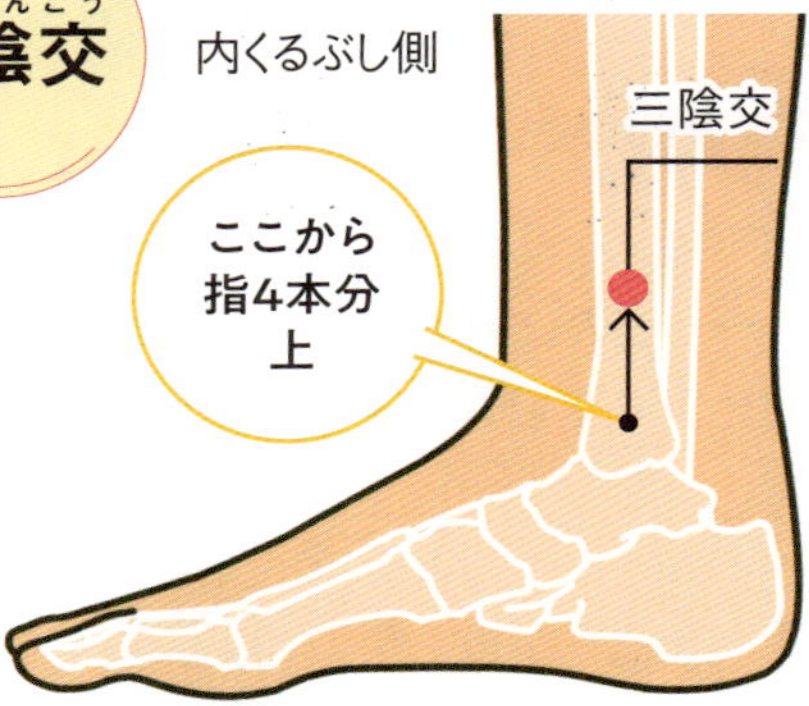

位置 足の内くるぶしの中心から指4本分上のところ

押し方：両手の親指を使い、そっと押す
回　数：3秒×3〜5回

血流をよくするツボで改善

目覚めが悪い、元気が出ない、体が冷えるなど、低血圧はさまざまな不調につながります。東洋医学では、低血圧は血や気の不足などの原因があると考えるのですが、ここでは主に血の流れをよくすることが期待できるツボを紹介します。人迎は頸動脈が走っている場所にあるツボ。左右両方同時に押すと、脳への血液が遮断されてしまうので、くれぐれも片方ずつ押してください。

三陰交はとくに下肢の血流を改善することが期待できるツボです。

のぼせやすい

顔がカーッとのぼせたときは、身体が冷えていないかチェックを！

太衝《たいしょう》

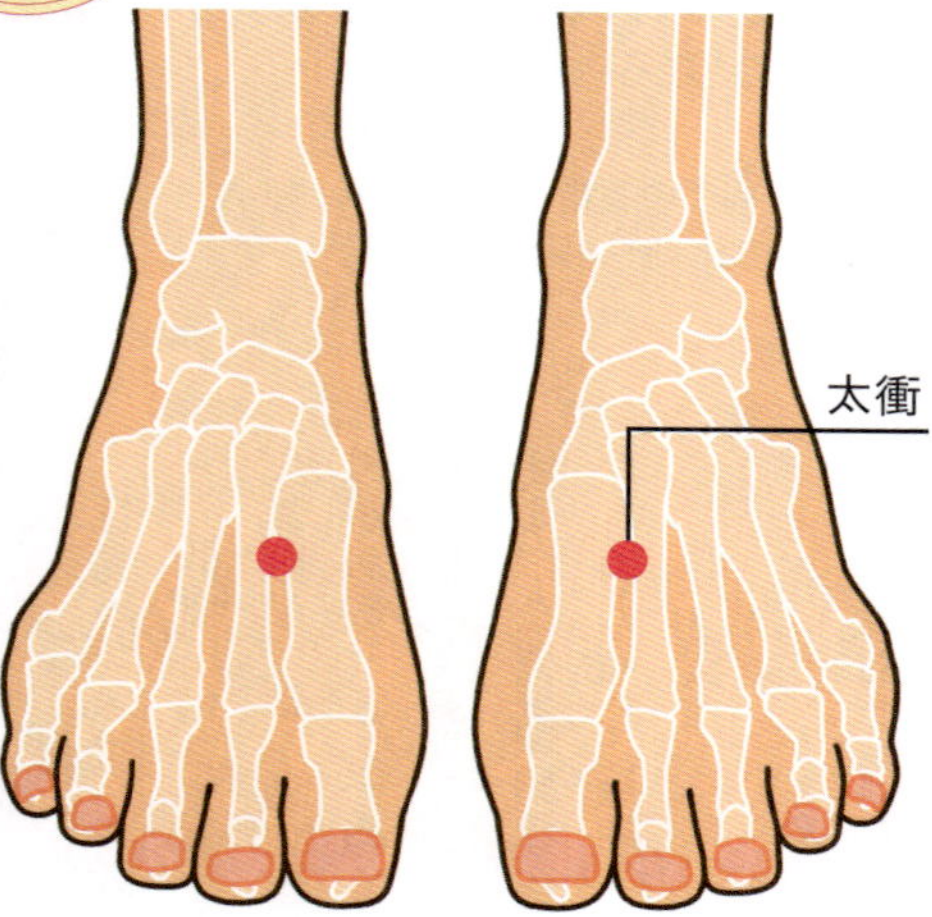

位置 足の甲。親指と人差し指の骨が交わるあたり

押し方：人差し指で足首の方向へ深めに押す
回　数：5秒×3～5回

百《ひゃく》会《え》

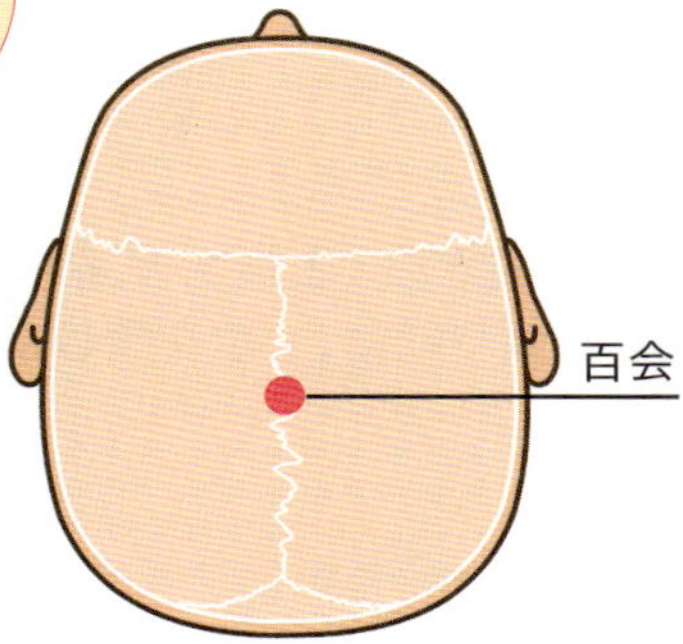

位置 頭のてっぺん。頭頂部の中央

押し方：両手の中指と薬指を使ってやさしく押す
回　数：3秒×3〜5回

のぼせの裏には冷えがある？

顔だけが熱くなってくるのを「のぼせ」、身体全体が熱くなってくるのを「ほてり」といいます。東洋医学では、「のぼせ」は気が上半身に上がりすぎて起こると考えられています。太衝も百会も顔に上がった熱を発散させるツボとして知られています。とくに太衝が冷えている人は、お風呂に入って押してみてください。

ツボプラスα

のぼせているときは足全体が冷えていることが多いので、「冷え性」（P162）も参考にしてみましょう。のぼせは冷えとセットで対策を。

不眠

眠れない日が続くと疲労が蓄積します。
薬に頼る前に、ツボを押してみて

玉枕《ぎょくちん》

後頭部

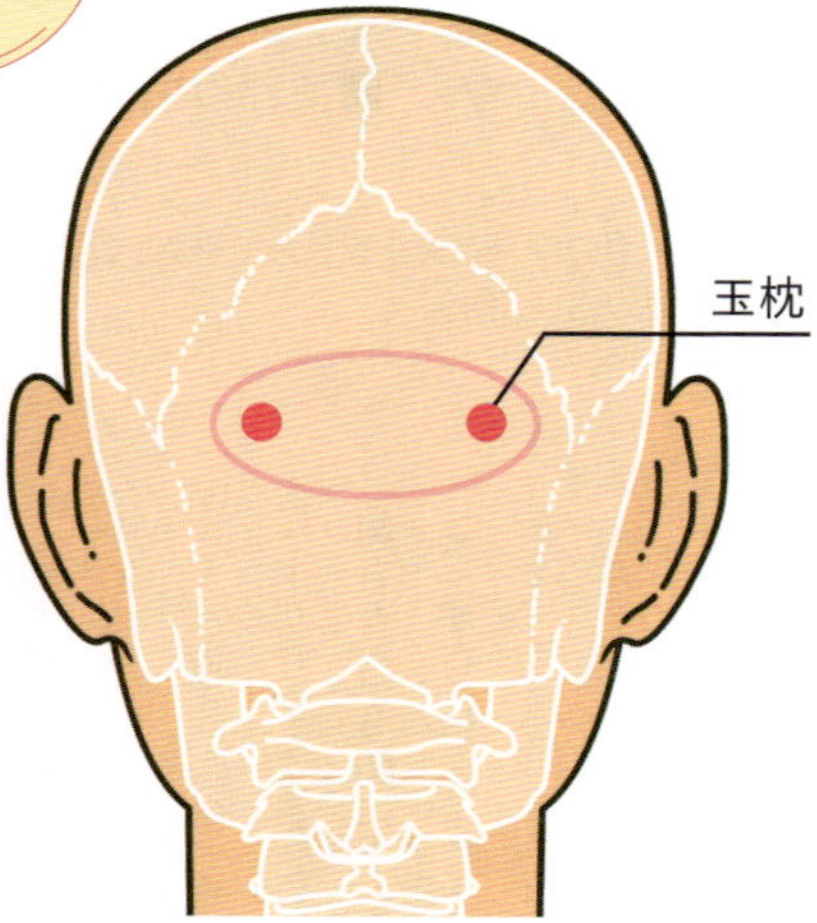

位置 後頭部にある骨の出っ張りのところ

押し方： 位置は大まかでよいので、保冷剤などを用いて、5～10分程度冷やす

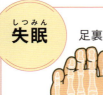

失眠《しつみん》

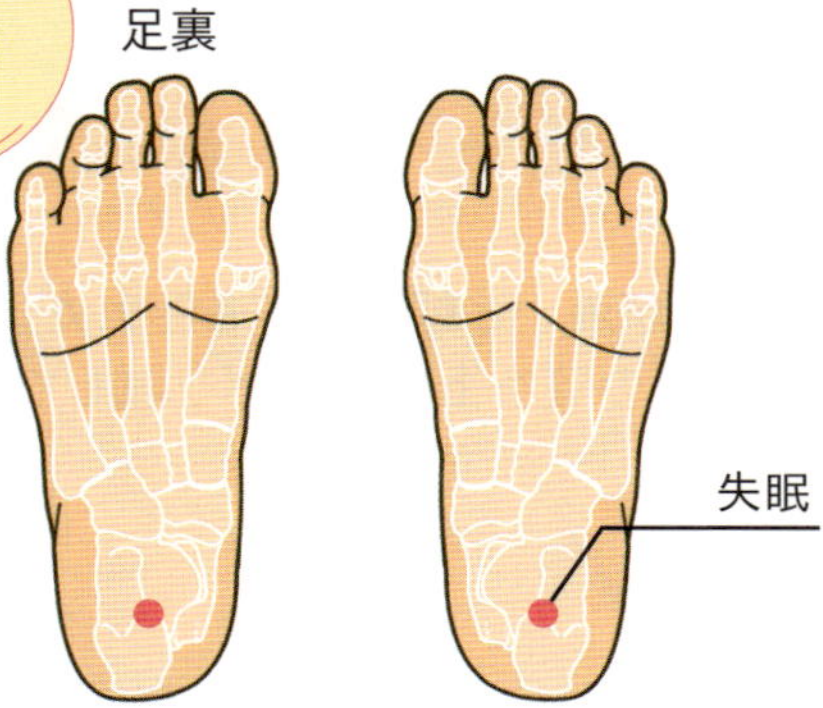

位置 かかとの中央

押し方：両手の親指を使って押す
回　数：3秒×3～5回ほど

眠れないなら冷やしてみて

身体は眠りにつくときに、脳の温度を下げようとします。寝る前に子どもや赤ちゃんの手先が、温かくなることがあります。それは脳の温かい血液を手のひらに流して、冷やしているからだと考えられています。そこで、眠れないときは頭を直接冷やしてみましょう。保冷剤などをタオルで巻いて、玉枕の周辺にあててみてください。ただし、冷やしすぎは要注意です。

失眠は神経の高ぶりを抑えて眠りを誘うツボ。こちらは押せばOKです。

眠りが浅い

眠りが浅いと朝起きても疲れたまま。
睡眠の質を上げるツボを試してみて

中《ちゅう》府《ふ》

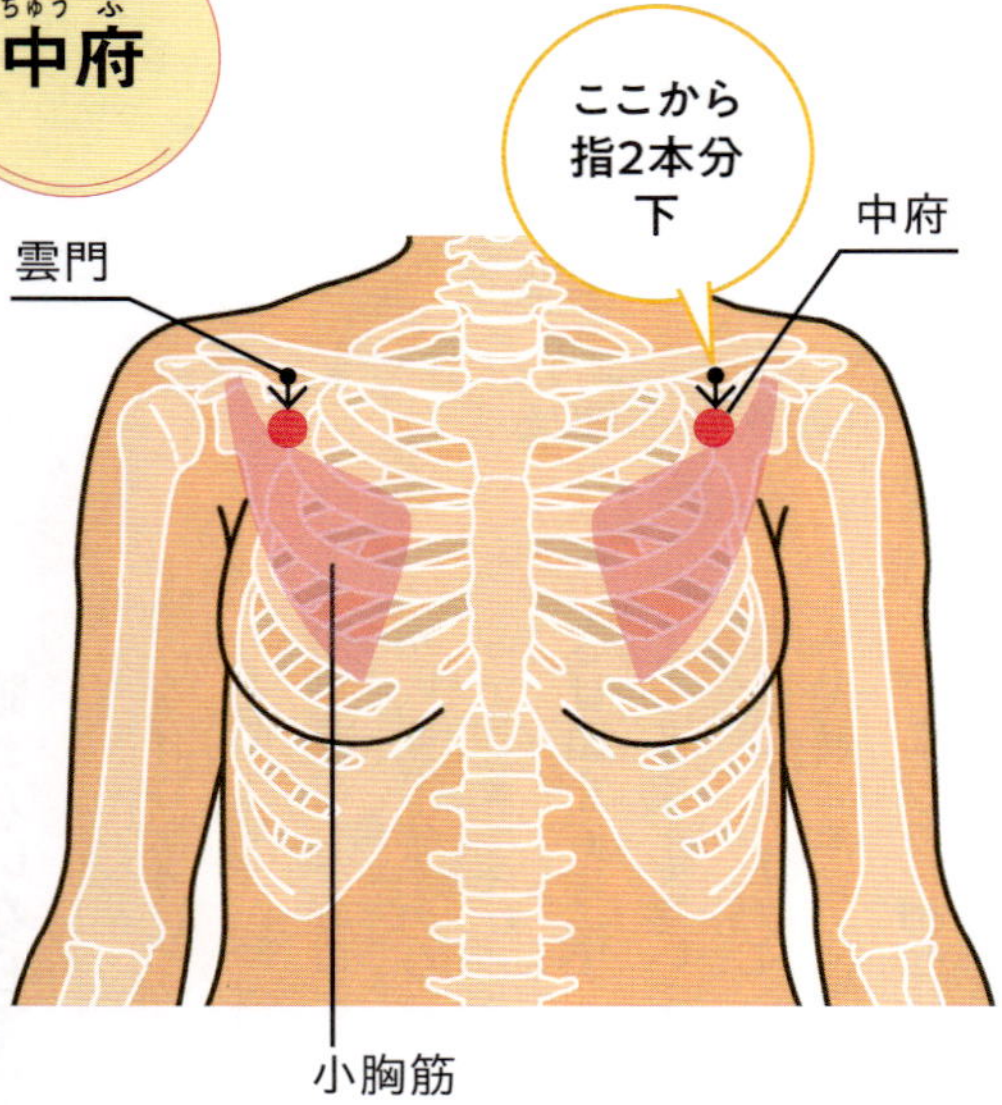

位置 鎖骨の下側を肩方向になぞっていくとあたるくぼみ（雲門）より指2本分下

押し方：中指と薬指で押す
回　数：5秒×3～5回

中極《ちゅうきょく》

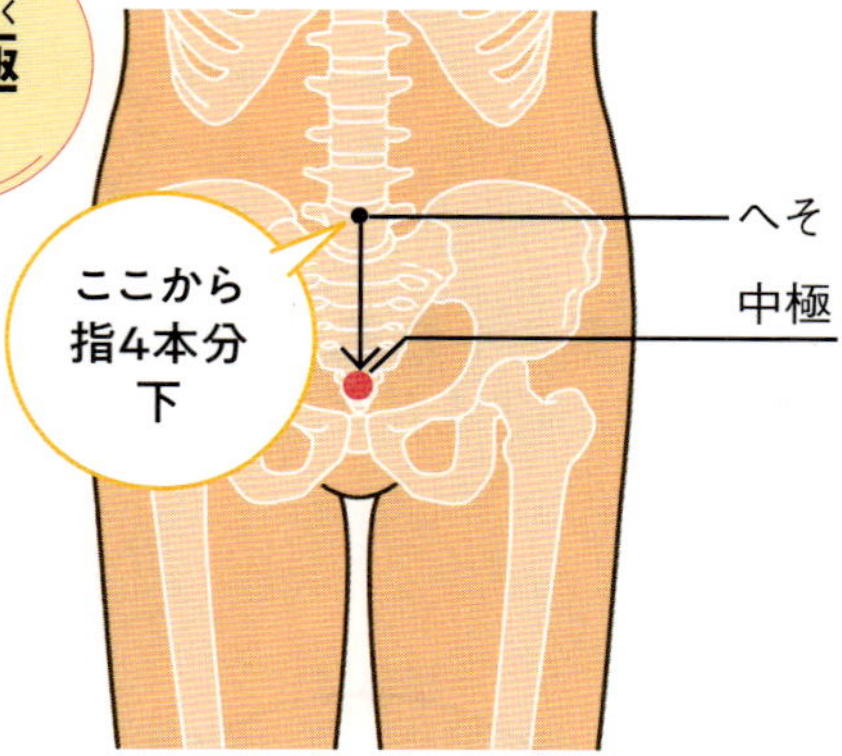

位置　へそから指4本分下のところ

押し方：仰向けになって、薬指と中指でやさしく押す
回　数：5秒×3〜5回

呼吸と頻尿の改善に

眠りが浅くなる原因はさまざまですが、ここでは「呼吸の浅さ」と「トイレ」に着目しました。中府は呼吸を助ける小胸筋《しょうきょうきん》にあるツボで、睡眠時の呼吸の浅さの改善が期待できます。

中極は泌尿器系の悩みにおすすめのツボ。夜間のトイレに起きてしまう「夜間尿」に効果的です。寝る前に押しておきましょう。

ツボプラスα

腰の調子が悪いと、眠りが浅くなることがあります。「慢性的な腰痛」（P182）も参考にしてみてください。

いびき

いびきは気道やのど、鼻腔が狭いことが原因。鼻の調子を整えるツボを紹介します

迎香《げいこう》

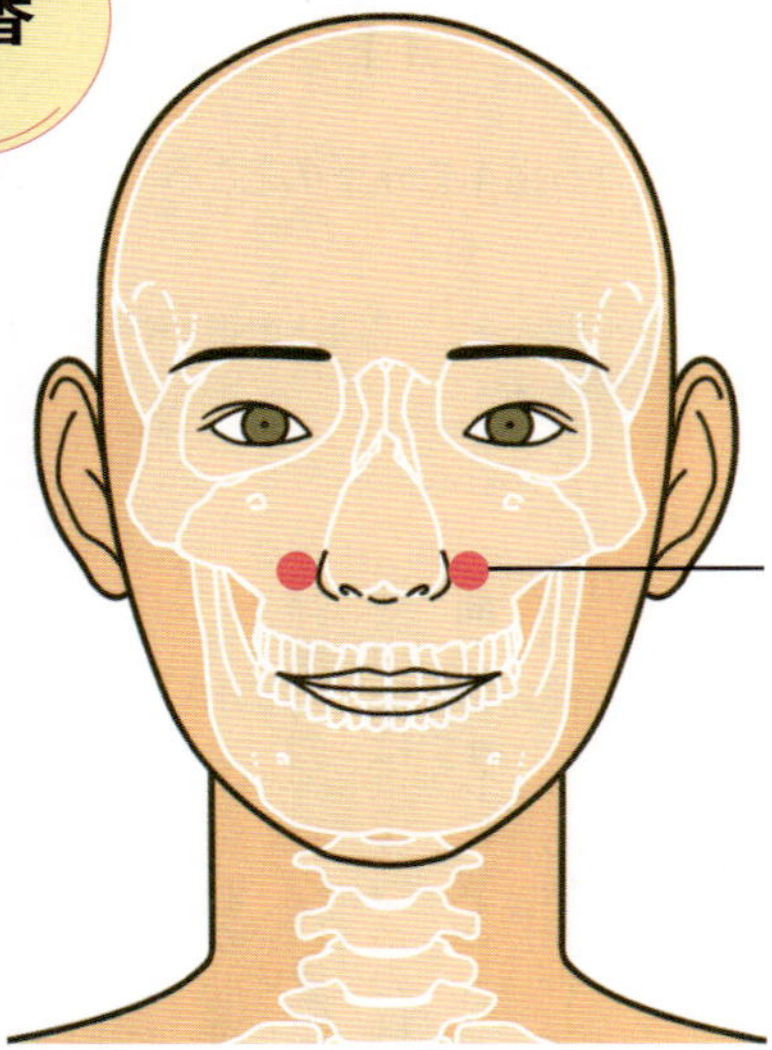

位置 小鼻の両脇の少しへこんだところ

押し方：両手の人差し指と中指で、左右のツボを同時に強めに押す

回　数：3秒×3回ほど

上星《じょうせい》

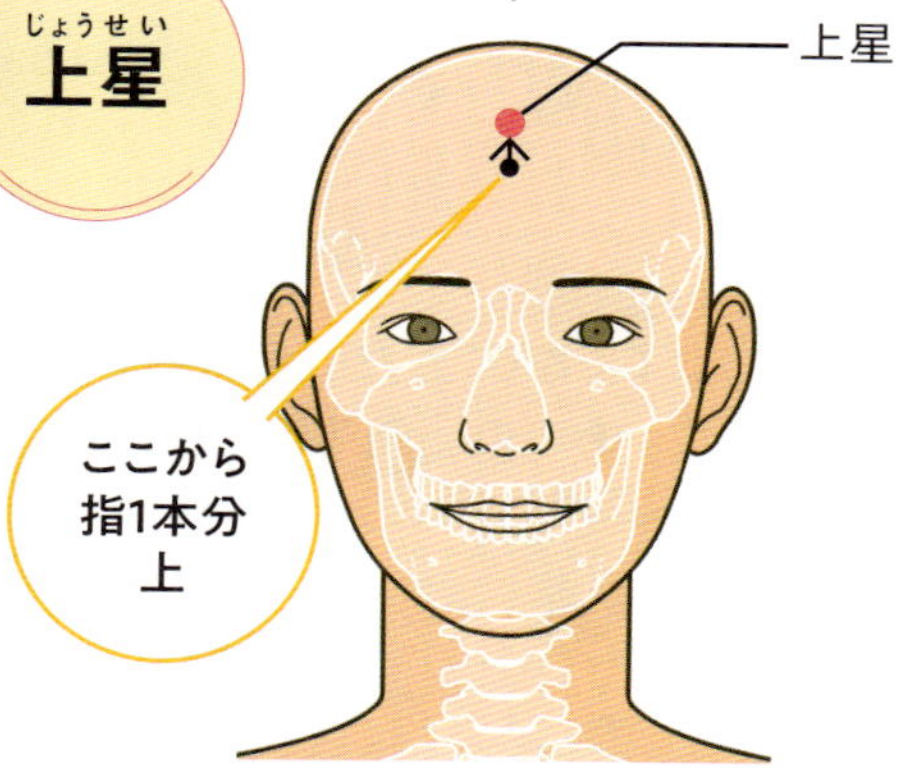

位置 髪の生えぎわの中心から指1本分上のところ

押し方：人差し指と中指で長めに押す
回　数：20〜30秒×1回

鼻の不調を改善するツボを押す

迎香は鼻の調子が悪いときによく使われるツボですが、鼻いびきにも効果的です。強めに押すと鼻からのどまで通るような感覚があるでしょう。上星も同じように鼻などの不調に使われます。花粉症のときの鼻づまりなどにも効果が期待できます。そのほか、頬やあごのたるみにも効果のあるマルチなツボです。

ツボプラスα

いびきには、睡眠《すいみん》時《じ》無《む》呼《こ》吸《きゅう》症候群《しょうこうぐん》など、重大な病気が隠れている場合もあります。あまりにもひどい場合は医療機関への受診をおすすめします。

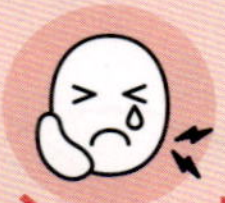

あごの痛み

口が開けにくくなり、かたい食べ物も
かむのも大変に。あごの筋肉をほぐしましょう

頬車《きょうしゃ》

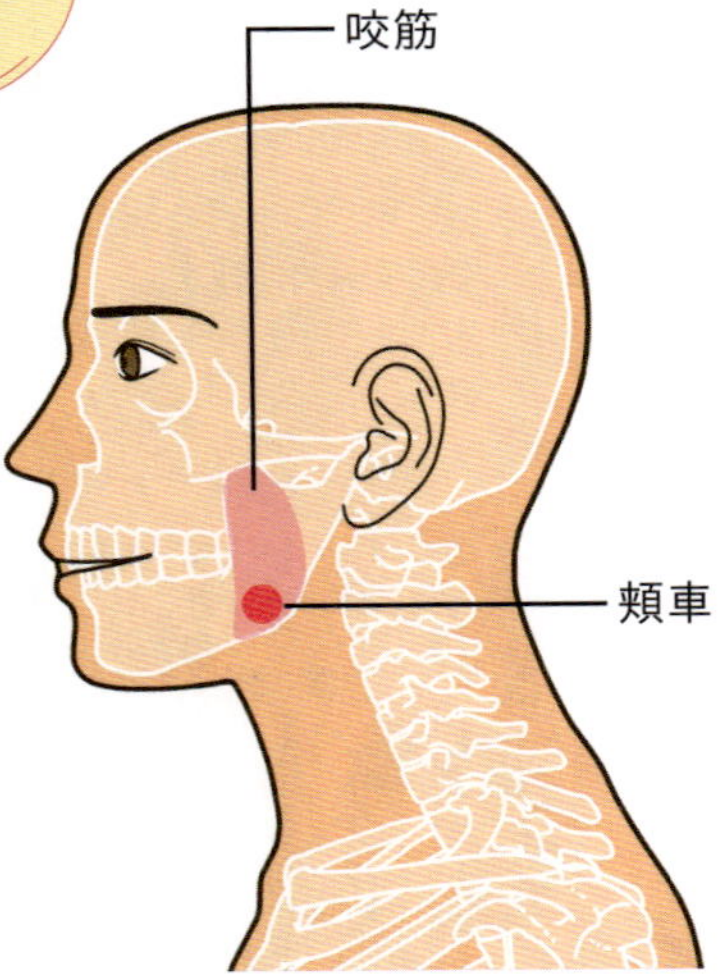

位置　下あごの角（エラ）から少し内側に入ったところ

押し方：口を軽く開けて、両手の中指と薬指で、左右同時に押す
回　数：5秒×3〜5回

下関《げかん》

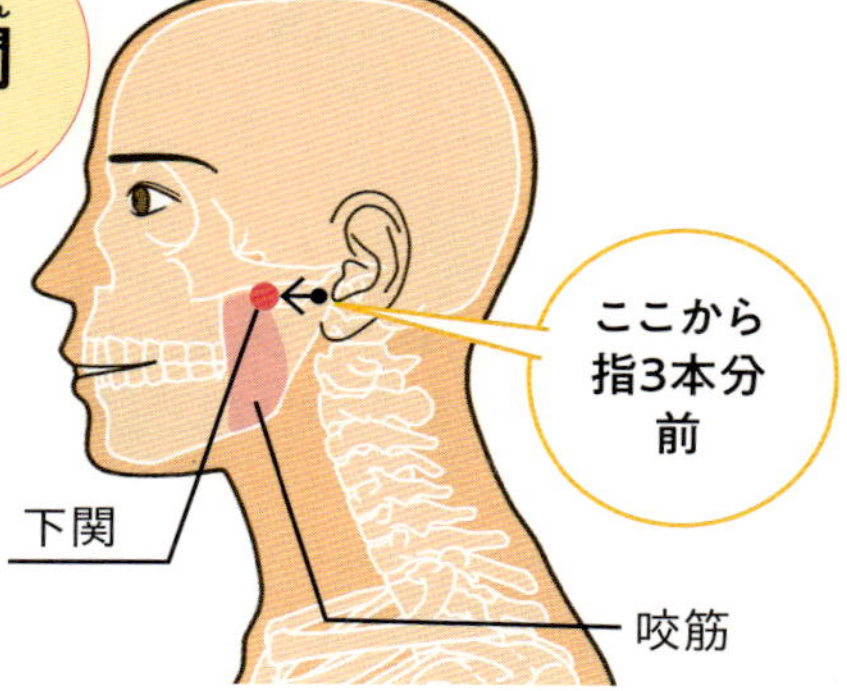

位置 耳のつけ根から指３本分前の少しへこんだところ

押し方： 両手の中指と薬指で、頬骨の下から左右同時に押す

回　数： 5秒×3〜5回

「咬《か》む筋肉」をほぐす

頬車も下関も、咬筋《こうきん》にあたる場所にあるツボ。「咬む筋肉」である咬筋をほぐすことで、顎関《がくかん》節症《せっしょう》によるあごの痛みなどが改善することがあります。

顎関節症の人がこれらのツボを押す場合は、かなり刺激が強く感じるでしょう。強くは押さずに、我慢できる範囲でやさしく押してください。またピンポイントではなく、ツボの周辺も合わせて広い範囲を押してみてください。円を描くようにマッサージするのもおすすめです。

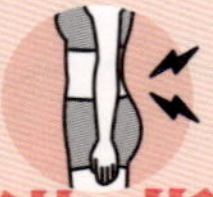

猫背

姿勢が悪いと、呼吸が浅くなったり胃腸の不調にもつながります。老けて見えることも！

膏肓《こうこう》

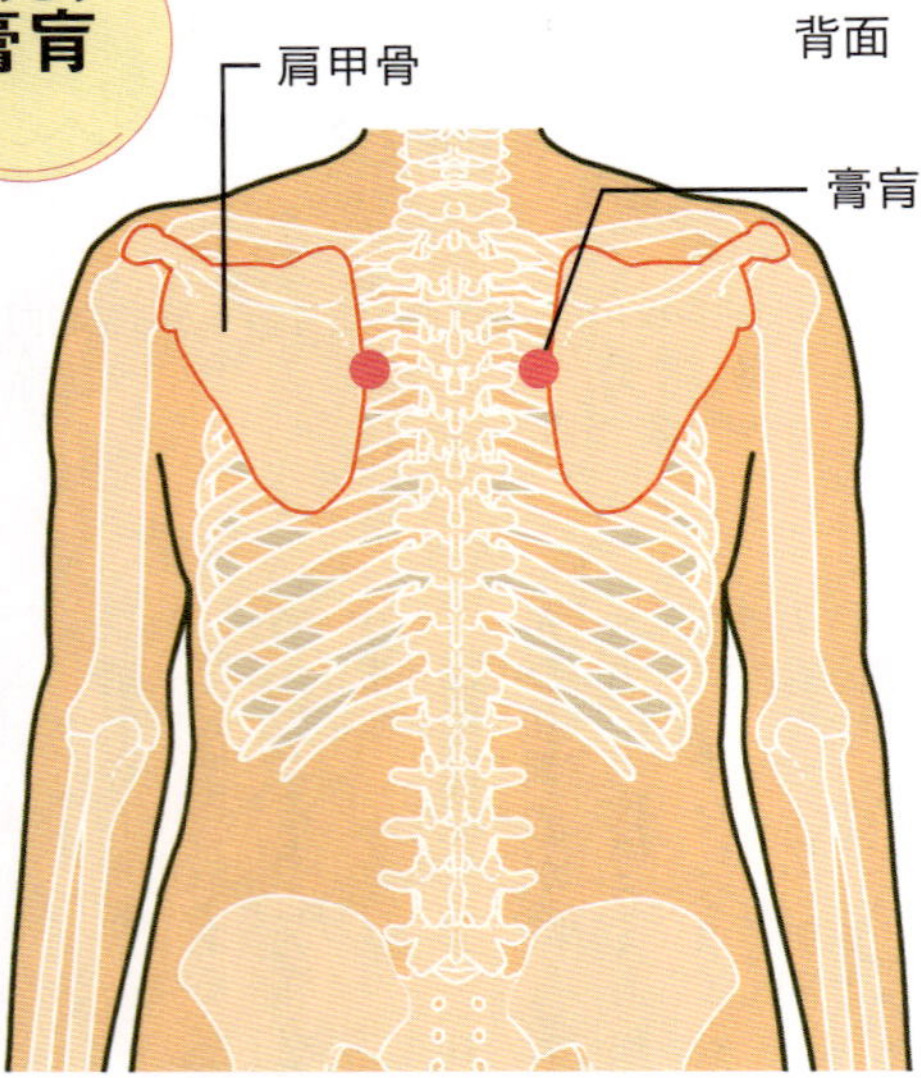

位置 肩甲骨《けんこうこつ》の背骨側のきわ。肩甲骨の真ん中あたりの高さ

押し方：仰向けになり、ゴルフボールやテニスボールをあてる

回　数：30秒×1回

胃兪《いゆ》

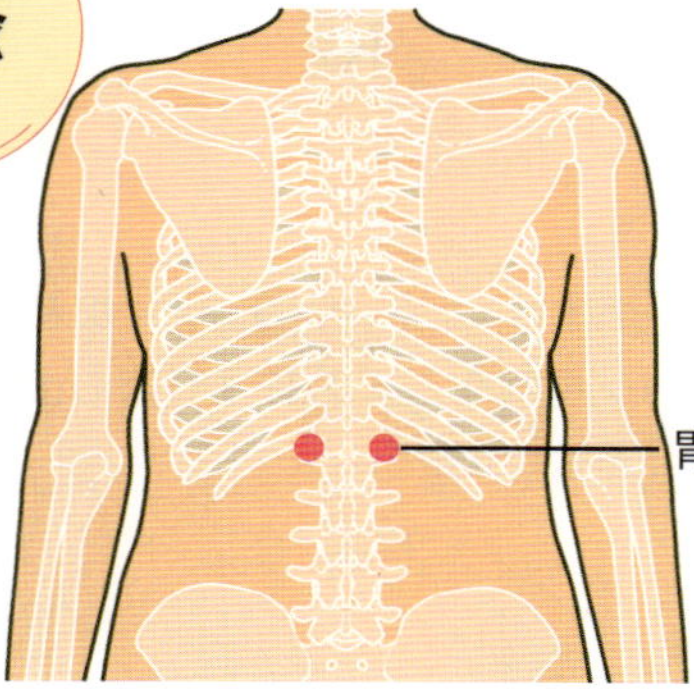

位置 背骨の両脇。両手を下ろしたときのひじの高さ

押し方：仰向けになり、ゴルフボールやテニスボールをあてる

回　数：30 秒×1 回

背中の筋肉の要所を押す

膏肓は「病膏肓《やまいこうこう》に入《い》る（趣味などに熱中して手のつけられないこと）」ということわざでもおなじみですが、猫背になったときにとくに負担がかかる場所のひとつ。胃兪も同様で、腰のだるさが出ているときにはとくにおすすめです。このほかにも、背骨周りをツボにこだわらずに全体的に刺激してみてください。

ツボプラスα

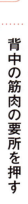

「脚の立ち疲れ」（P26）に出てくる髀関《ひかん》もおすすめです。太ももの上部、股関節《こかんせつ》の中央にあります。イスに座って手のひらで押しましょう。

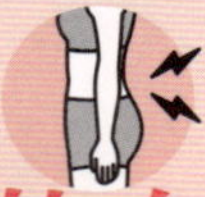

慢性的な腰痛

運動不足や体重増加、加齢、冷えなどが原因。
腰の疲れをこまめにとりましょう

胃《い》兪《ゆ》

背面

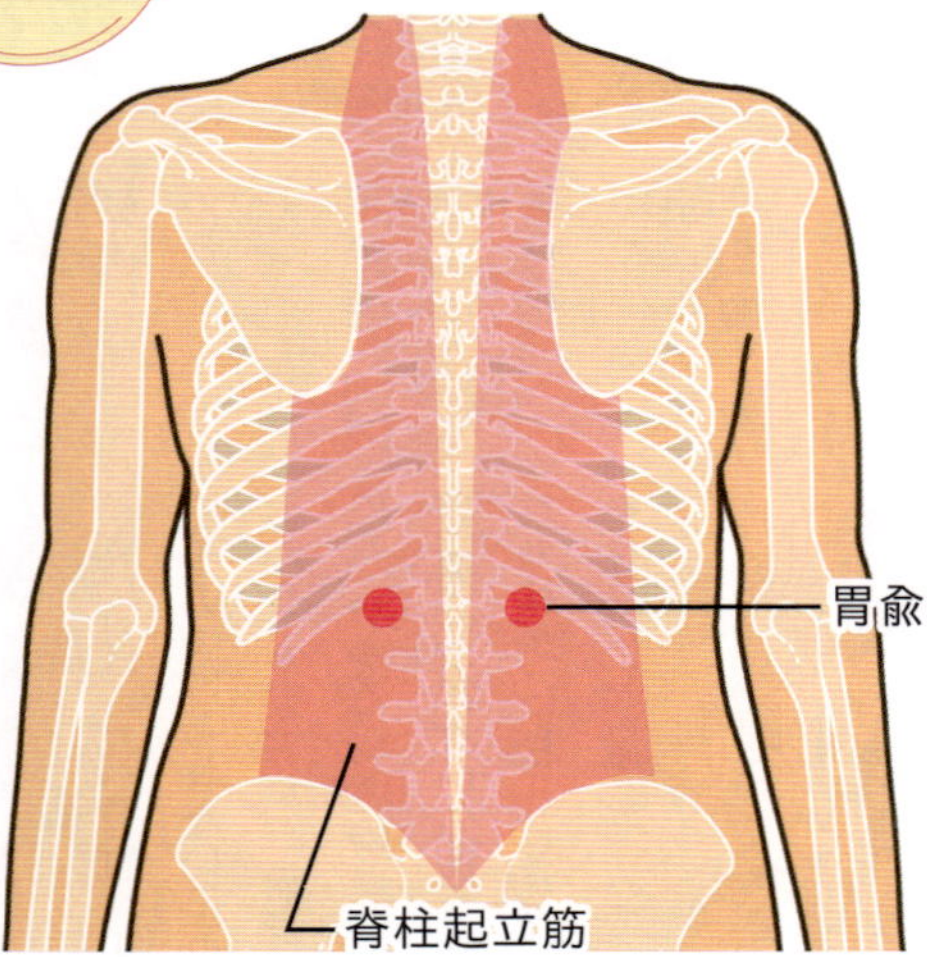

位置 背骨の両脇。両手を下ろしたときのひじの高さ

押し方： 仰向けになり、ゴルフボールやテニスボールをあてる

回　数： 30 秒×1 回

志室《ししつ》

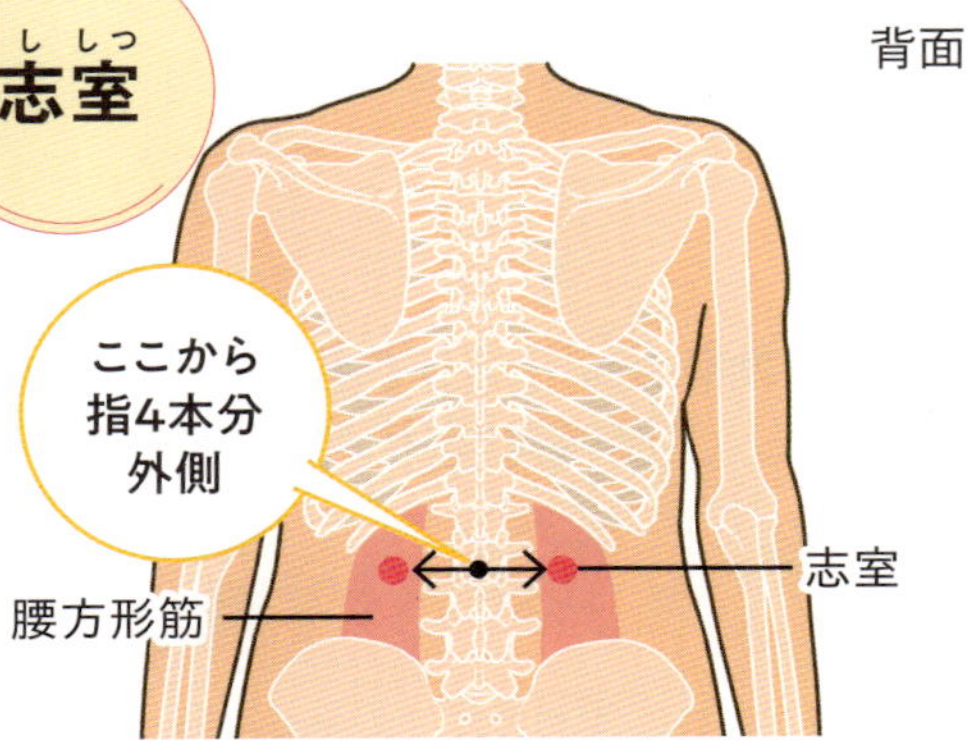

位置 へその真裏。そこから外側へ指4本分離れたところ

押し方：仰向けになり、ゴルフボールやテニスボールをあてる

回　数：30 秒×1 回

腰と背骨の筋肉を刺激する

慢性的な腰痛はさまざまな要因で起こりますが、ここでは背骨や腰周りの筋肉をほぐせるツボを紹介します。胃兪は、背骨を立たせる脊柱《せきちゅう》起《き》立筋《りつきん》を刺激できるツボ。意外と疲れが溜まっている場所です。志室は腰を安定させる腰方形筋《ようほうけいきん》を刺激できるツボ。腰痛があるときに押すと非常に気持ちがいいです。

ツボプラスα

「股関節の痛み」（P184）で紹介している環跳《かんちょう》と陽陵泉《ようりょうせん》は腰痛のときにもよく使われるツボ。こちらも合わせて押してみてください。

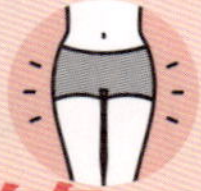

股関節の痛み

股《こ》関節《かんせつ》の軟骨がすり減って出るつらい痛み。
とくに女性が悩む症状のひとつです

環跳《かんちょう》

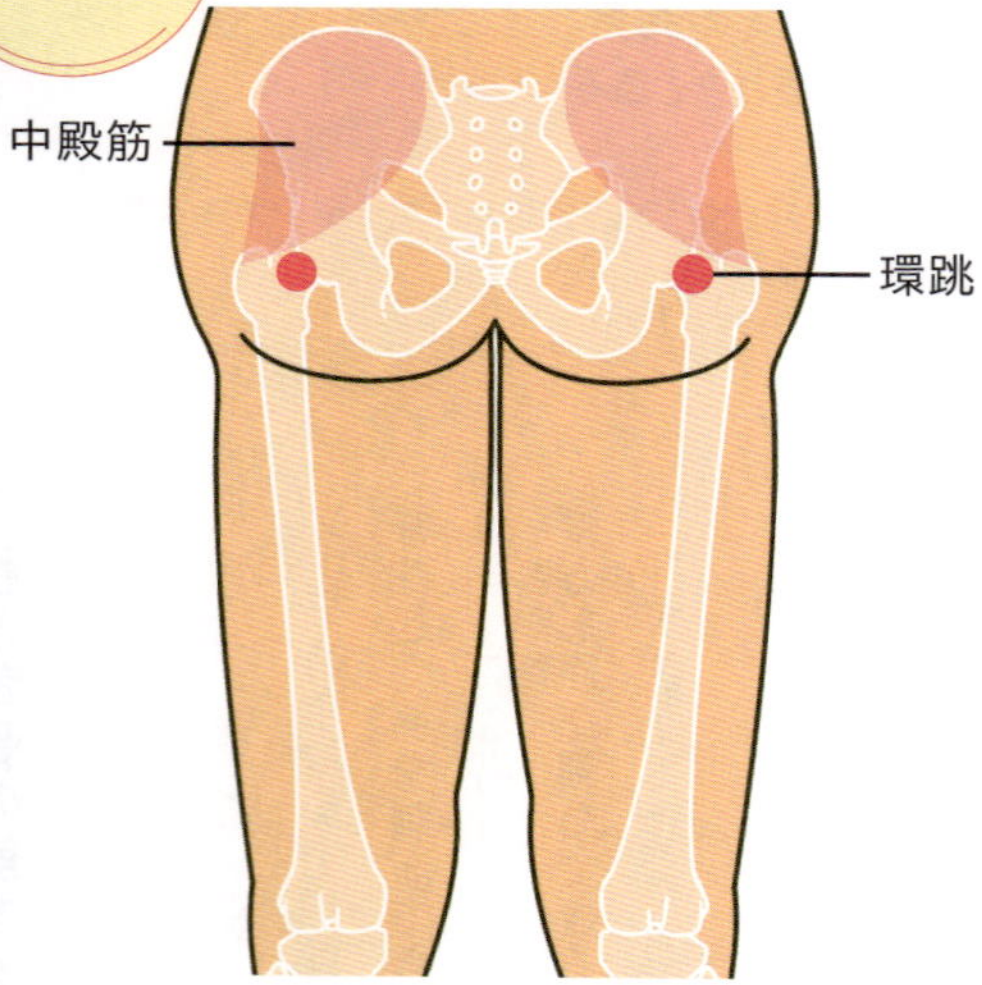

位置 正座をしたときにかかととおしりがつくところ

押し方：仰向けになり、ゴルフボールやテニスボールをあてる
回　数：30 秒×1 回

陽陵泉《ようりょうせん》

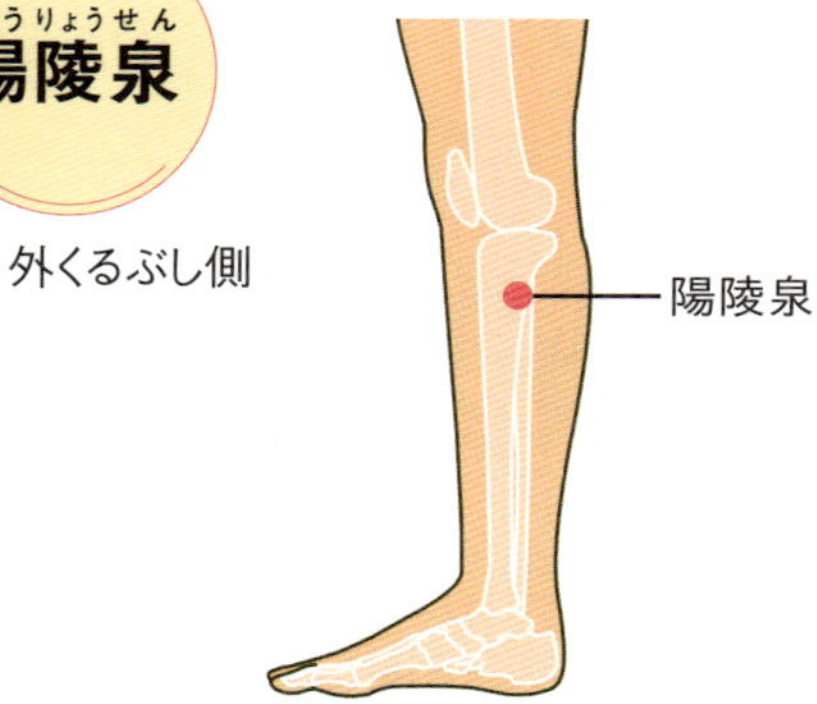

位置 ひざ下のすねの外側上部に出ている丸い骨の前のへこみ

押し方： 座ってひざを立て、両手の親指を重ねてやや強めに押す

回　数： 5秒×3〜5回

中殿筋《ちゅうでんきん》をほぐすことが有効

環跳は中殿筋を刺激することができるツボです。中殿筋をほぐすことにより、骨盤を安定させ、骨盤につながる股関節の負担が減ることが期待できます。慣れないとちょっと痛いかもしれません。

陽陵泉は「筋会《きんえ》」とも呼ばれ、筋肉の気が集まるツボ。筋肉の痛みなどに効果があります。

ツボプラスα

「脚の立ち疲れ」（P26）に出てくる髀関《ひかん》もおすすめ。股関節の中央にあります。こちらも合わせて押してみましょう。

抜け毛・円形脱毛症

頭皮の血流をよくして、
気になる抜け毛を改善するツボです

百会《ひゃくえ》

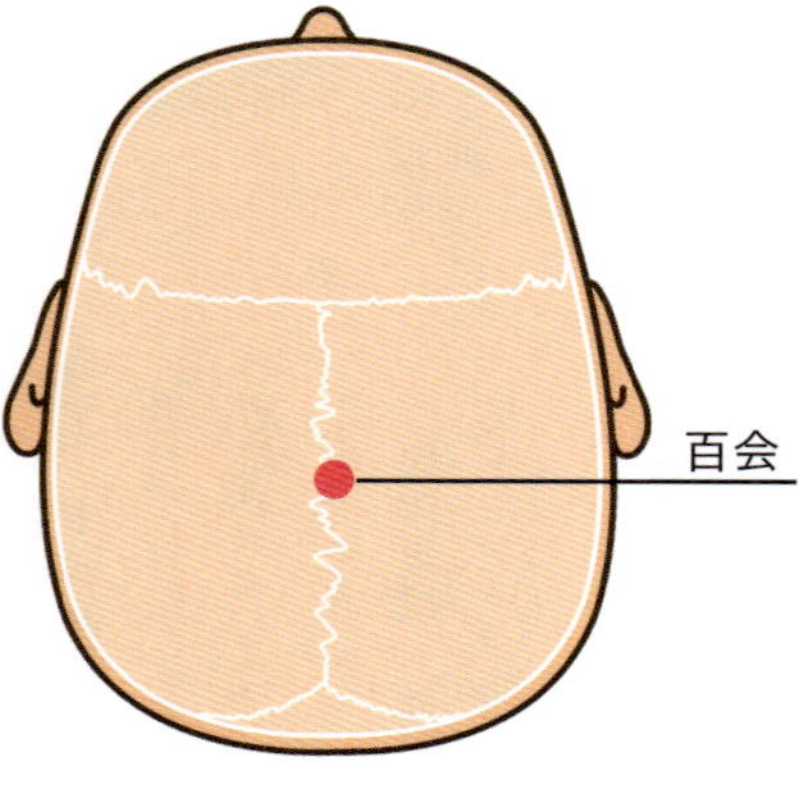

位置　頭のてっぺん。頭頂部の中央

押し方：両手の中指と薬指を使ってやさしく押す
回　数：3秒×3～5回

通天《つうてん》

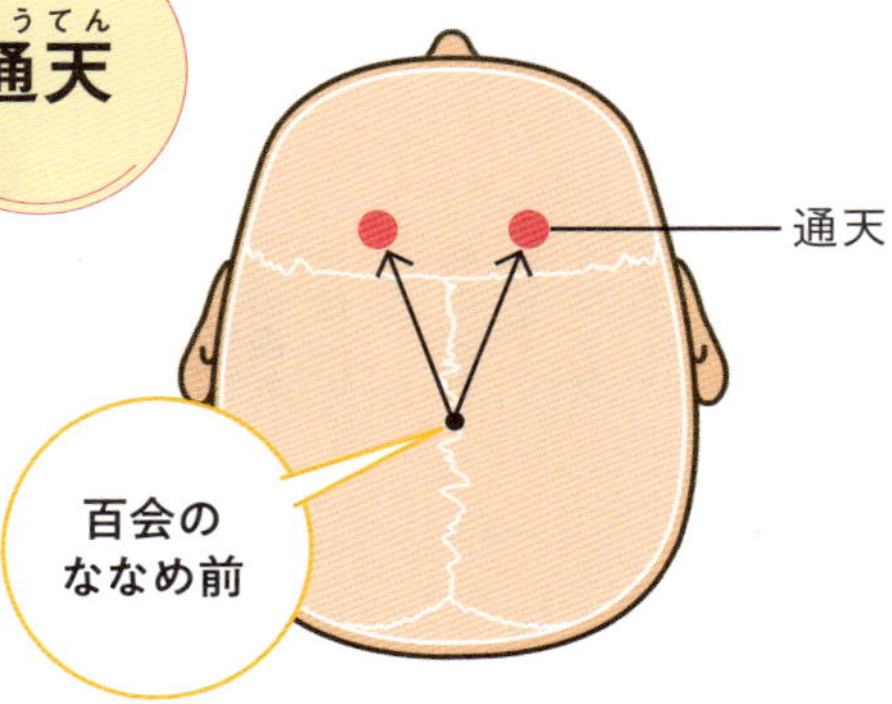

位置 頭頂部の中央（百会）からななめ前のところ

押し方： 両手の中指と薬指を使い、頭の中心に向かって押す

回　数： 3秒×3〜5回

頭全体をマッサージする

東洋医学では抜け毛も円形脱毛症も同じように考えます。百会も通天も、毛の悩みに効果があるとされる頭頂のツボです。このツボだけでなく頭全体をマッサージするのもおすすめです。温かいおしぼりなどを使い、頭皮全体を温めるのもいいです。ほどよく温めて、血行をよくしましょう。

ツボプラスα

抜け毛に限らず、髪の毛のトラブルに関しては、東洋医学的な対処は長い目で見る必要があります。焦ってストレスを溜めないようにしましょう。

の索引

あ行

あごの痛み……178
朝が弱い……18
脚の歩き疲れ……28
脚の立ち疲れ……26
汗っかき……164
頭の疲れ……30
息苦しい……154
胃痛……46
胃の疲れ……34
いびき……176
イライラ……144
薄毛……116
円形脱毛症……186

か行

風邪の引き始め……58
肩のこり……20
悲しみにおそわれる……156
下半身太り……130
ぎっくり腰……54
気持ちが沈む……158
急な下痢……48
急な眠気……36
緊張型頭痛……42
緊張する……150
月経前症候群……92
高血圧……106
口内炎……72
更年期症状……96
小顔……120
股関節の痛み……184
こむら返り……84

さ行

坐骨神経痛……104
痔……80
集中力低下……142
食欲コントロール……134
食欲不振……50
白髪……114
自律神経の乱れ……68
ストレス……148
スマホ疲れ……22
生理痛……88
生理不順……90
咳が出る……60
背中の疲れ……24
全身がだるい……16

た行

爪をキレイにする……128

低血圧……168
ドカ食い……136
ドライアイ……32

な行

夏バテ……82
尿漏れ……98
抜け毛……186
猫背……180
寝違え……56
眠りが浅い……174
のぼせやすい……170
乗り物酔い……74

は行

肌の不調……126
鼻血……78
鼻づまり……62
鼻水が止まらない……64
パニック……146
歯の痛み……52
冷え性……162
ひざの痛み……102
頻尿……112
不安になる……152
腹痛……44
二日酔い……76
不眠……172
偏頭痛……40
便秘……166
ほうれい線……122
勃起不全……94

ま行

慢性的な腰痛……182
眉間のシワ……124
耳鳴り……66
耳の不調……110
むくみ……132
目の疲れ……32
めまい……70
物忘れ……108

や行

やる気が出ない……140
指の痛み……100

ら行

リフトアップ……118

アルファベット

ED……94
PMS……92

おわりに

東洋医学には「中庸」という考え方があります。中庸とはあらゆる方向に偏りがなく、調和が取れている状態のことです。

毎日がんばっていると、ついつい何かに集中してしまうもの。それ自体は悪いことではないのですが、それが過ぎると身体や心のバランスを崩してしまいがちです。だから長い目で見ると、できるだけがんばらない方法を模索する方がいいんです。その方が物事に対して自然体で向き合えるようになってきます。

実はこれは健康に対する姿勢にもいえることです。「健康になろう」と思うことはいいことですが、肩肘はって「健康のためにがんばろう」なんて思うと、バランスを崩してしまいがち。できる範囲でいいんです。ほんのちょっとでいいんです。思い出したときに、この本でツボ押しをしてみてください。それがちょうどいいくらいのバランスだと思います。

斎藤充博

斎藤充博（さいとう・みつひろ）

指圧師。埼玉大学教養学部卒業。日本指圧専門学校（浪越学園）卒業。著書に『子育てでカラダが限界なんですがどうすればいいですか?』（青月社）、監修した本に『ツボストレッチ』（日本文芸社）がある。

スタッフ

編集協力 … 円谷直子
デザイン …… 鈴木大輔・仲條世菜（ソウルデザイン）
イラスト …… 早瀬あやき
校正 ………… 西進社

※本書は弊社発行『しろくまくんがおてつだい! こころとカラダが最高にゆるむいやしのツボ生活』を再編集し、改題したものです。

ひと目でわかる!
すぐ効くツボ便利帖

2025年1月10日　第1刷発行
2025年8月10日　第3刷発行

著者 ………… 斎藤充博
発行者 ……… 永岡純一
発行所 ……… 株式会社永岡書店
〒176-8518
東京都練馬区豊玉上1丁目7番14号
電話　03（3992）5155（代表）
03（3992）7191（編集）
DTP ………… センターメディア
印刷 ………… 誠宏印刷
製本 ………… ヤマナカ製本

ISBN 978-4-522-44228-9　C2077

参考文献・資料

『臨床経穴ポケットガイド 361穴』
篠原昭二（医歯薬出版）

『オールカラー版 基本としくみがよくわかる東洋医学の 教科書』
平馬直樹（監修） 浅川 要（監修） 辰巳 洋（監修）（ナツメ社）

『図解 腰痛学級 第5版』
川上俊文（医学書院）

『東洋医学はなぜ効くのか ツボ・鍼灸・漢方薬、西洋医学で見る驚きのメカニズム』
山本高穂、大野 智（講談社）